1주일만에 젊어진다
예쁜 얼굴 테라피

1 SYUKAN DE MIRUMIRU WAKAGAERU KAIUN! BIGAN THERAPY
© KAZUO MURAKAMI 2003
Originally published in Japan in 2003 by SHUFU-TO-SEIKATSUSHA LTD.
Korean translation rights arranged through TOHAN CORPORATION, TOKYO
and SHINWON AGENCY, SEOUL.

Korean translation Copyright © 2009
by Joongang Life Publishing Co.

이 책의 한국어판 저작권은 신원에이전시와 TOHAN CORPORATION을 통한
저작권자와의 독점계약으로 중앙생활사에 있습니다. 신저작권법에 의해
한국 내에서 보호를 받는 저작물이므로 무단전재와 복제를 금합니다.

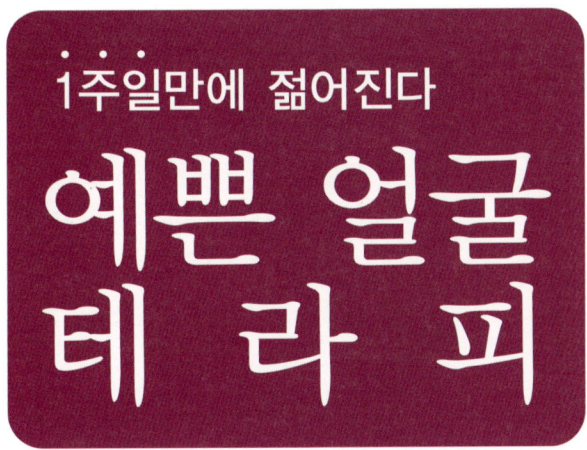

1주일만에 젊어진다

예쁜 얼굴 테라피

무라카미 가즈오 감수 | 정수정 옮김

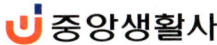
중앙생활사

Contents

chapter 01 독자의 예쁜 얼굴 테라피 체험

독자 K씨 비뚤어짐을 바로잡아서 좋은 인상을 주는 얼굴을 만들고 싶다 010
독자 P씨 비뚤어진 코를 바로잡아서 긍정적으로 변하고 싶다 014
독자 S씨 윤곽이 뚜렷한 작은 얼굴을 만들어 천직을 찾고 싶다 018

chapter 02 행운을 불러오는 예쁜 얼굴 테라피 [기초편]

얼굴은 당신 자체, 몸과 마음의 상태가 나타난다
얼굴의 기능과 구조를 알자 024
인간관계를 크게 좌우하는 얼굴은 운명도 지배한다 026

'늙은 얼굴' '불운한 얼굴'은 개선하고 예방할 수 있다
처짐·주름·비뚤어짐의 발생 순서를 알고 예방하자 028
타입별로 보는 '당신 얼굴의 가까운 미래' 031
같은 주름이라도 '좋은 주름'과 '나쁜 주름'이 있다 033
얼굴은 왜 비뚤어지나? 035

1주일 만에 효과가 나타나는 '예쁜 얼굴 테라피'로 운세를 쑥쑥 높이자
효능 1 건강하고 아름다운 얼굴을 유지한다 038
효능 2 행운을 부르는 '좋은 얼굴'을 만든다 040
비뚤어짐을 바로잡으면 자연치유력이 높아진다 042

chapter 03 행운을 불러오는 예쁜 얼굴 테라피 [실전편]

얼굴 비뚤어짐·표정근의 쇠퇴를 체크해서 자신의 상태를 알자 046

전신 기본 운동
골반과 척추의 비뚤어짐을 고친다 050
목과 어깨 주변의 근육을 풀어준다 052
대흉근을 풀어서 단련한다 054
몸을 풀어주어 비뚤어짐을 없애면 얼굴의 비뚤어짐도 사라진다 056

chapter 04 행운을 불러오는 예쁜 얼굴 테라피 [생활방식편]

건강하고 아름다운 얼굴을 유지하는 생활방식 ❶ 마음 116
건강하고 아름다운 얼굴을 유지하는 생활방식 ❷ 생활습관 119
건강하고 아름다운 얼굴을 유지하는 생활방식 ❸ 식사 122

프로 테라피스트의 강력 테크닉
- 단 5분으로 작은 얼굴을 만든다 066
- 눈가의 잔주름을 없애 젊어진다 084
- 코의 가로주름을 없앤다 090
- 볼의 좌우 균형을 맞춘다 096
- 비뚤어진 입을 바로잡아 품위 있는 입매를 만든다 103
- 이중턱을 없앤다 109
- 목의 주름을 없애고 유연성을 높인다 112

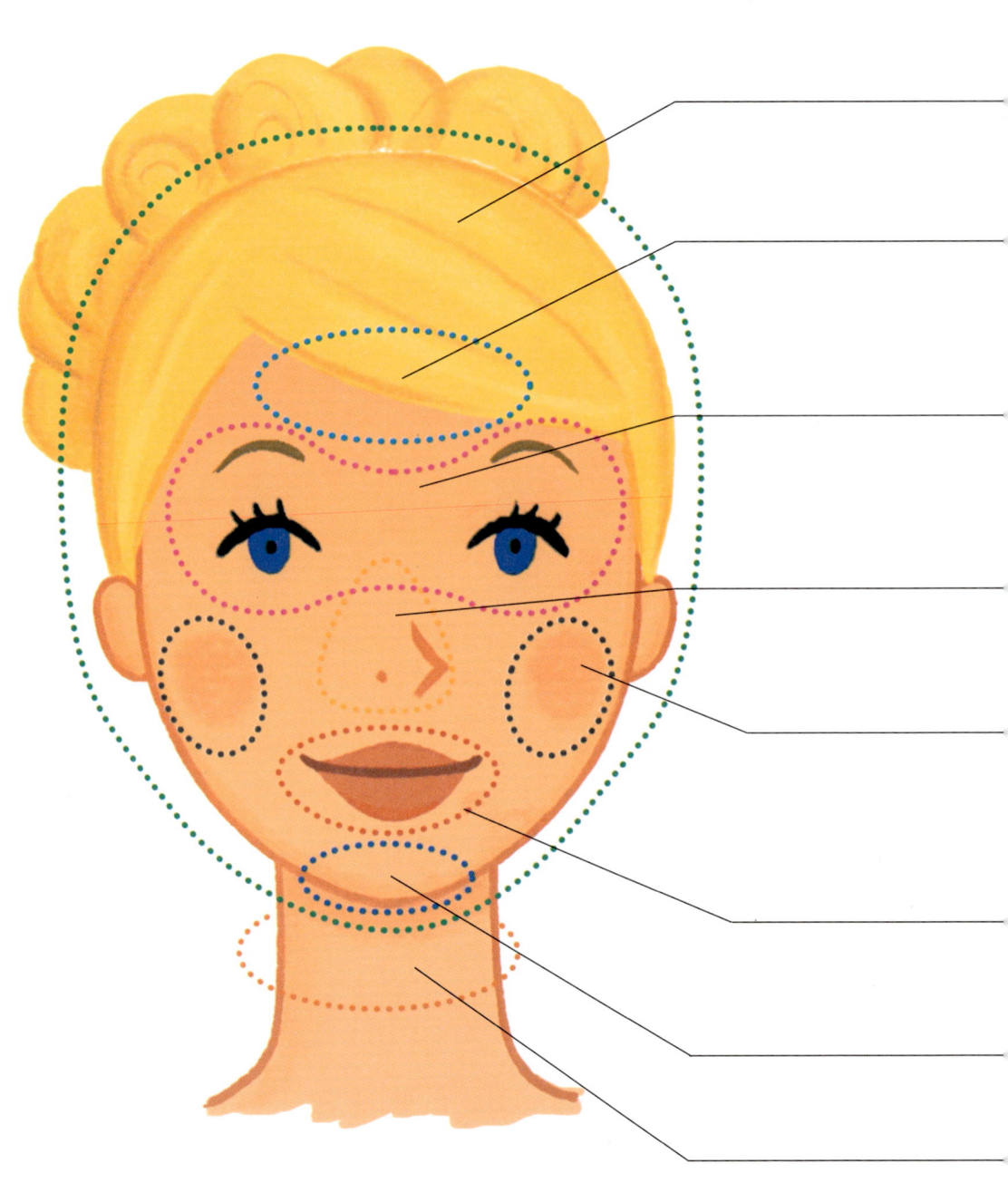

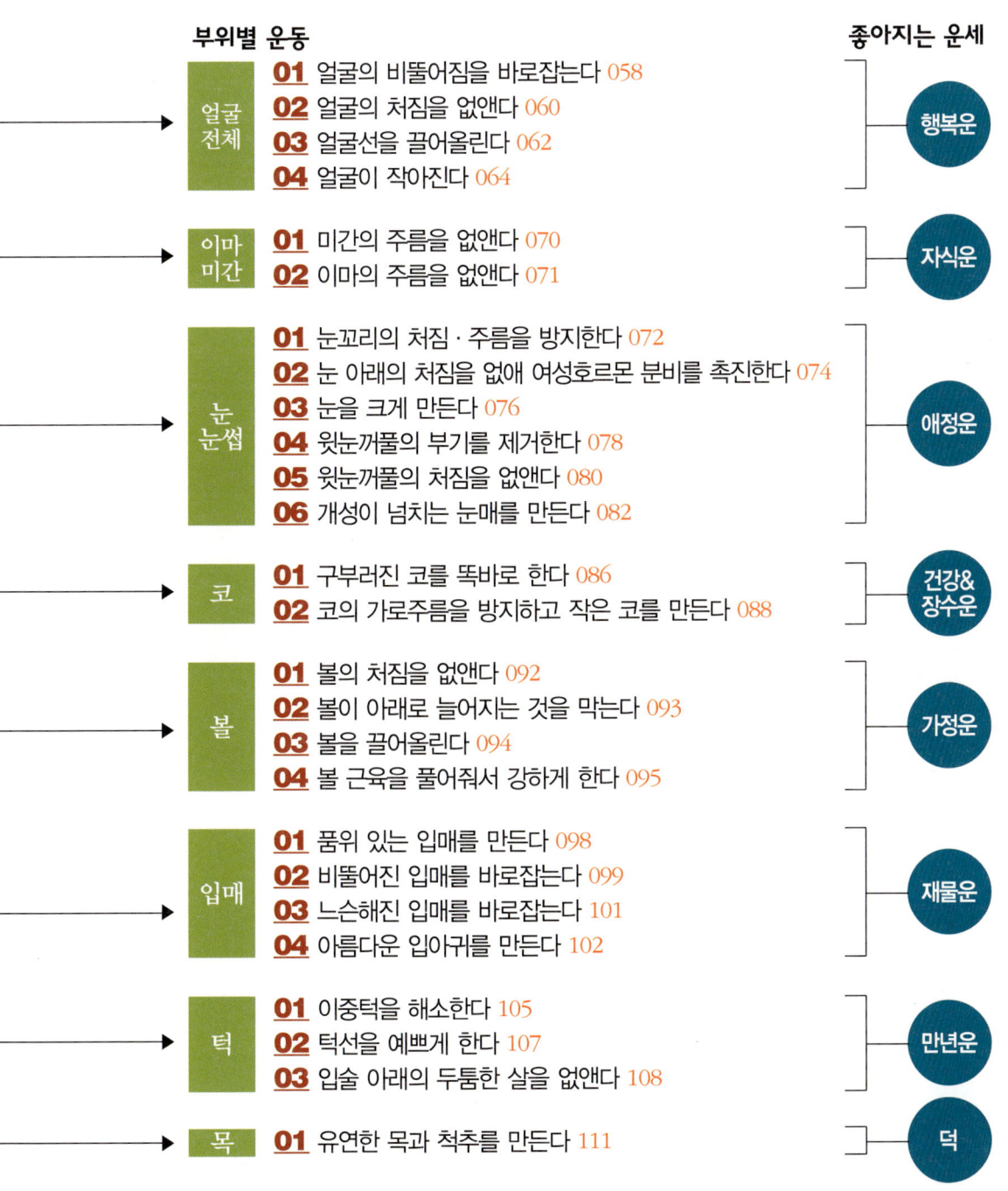

부위별 운동 / **좋아지는 운세**

얼굴 전체
- **01** 얼굴의 비뚤어짐을 바로잡는다 058
- **02** 얼굴의 처짐을 없앤다 060
- **03** 얼굴선을 끌어올린다 062
- **04** 얼굴이 작아진다 064

→ 행복운

이마 미간
- **01** 미간의 주름을 없앤다 070
- **02** 이마의 주름을 없앤다 071

→ 자식운

눈 눈썹
- **01** 눈꼬리의 처짐·주름을 방지한다 072
- **02** 눈 아래의 처짐을 없애 여성호르몬 분비를 촉진한다 074
- **03** 눈을 크게 만든다 076
- **04** 윗눈꺼풀의 부기를 제거한다 078
- **05** 윗눈꺼풀의 처짐을 없앤다 080
- **06** 개성이 넘치는 눈매를 만든다 082

→ 애정운

코
- **01** 구부러진 코를 똑바로 한다 086
- **02** 코의 가로주름을 방지하고 작은 코를 만든다 088

→ 건강&장수운

볼
- **01** 볼의 처짐을 없앤다 092
- **02** 볼이 아래로 늘어지는 것을 막는다 093
- **03** 볼을 끌어올린다 094
- **04** 볼 근육을 풀어줘서 강하게 한다 095

→ 가정운

입매
- **01** 품위 있는 입매를 만든다 098
- **02** 비뚤어진 입매를 바로잡는다 099
- **03** 느슨해진 입매를 바로잡는다 101
- **04** 아름다운 입아귀를 만든다 102

→ 재물운

턱
- **01** 이중턱을 해소한다 105
- **02** 턱선을 예쁘게 한다 107
- **03** 입술 아래의 두툼한 살을 없앤다 108

→ 만년운

목
- **01** 유연한 목과 척추를 만든다 111

→ 덕

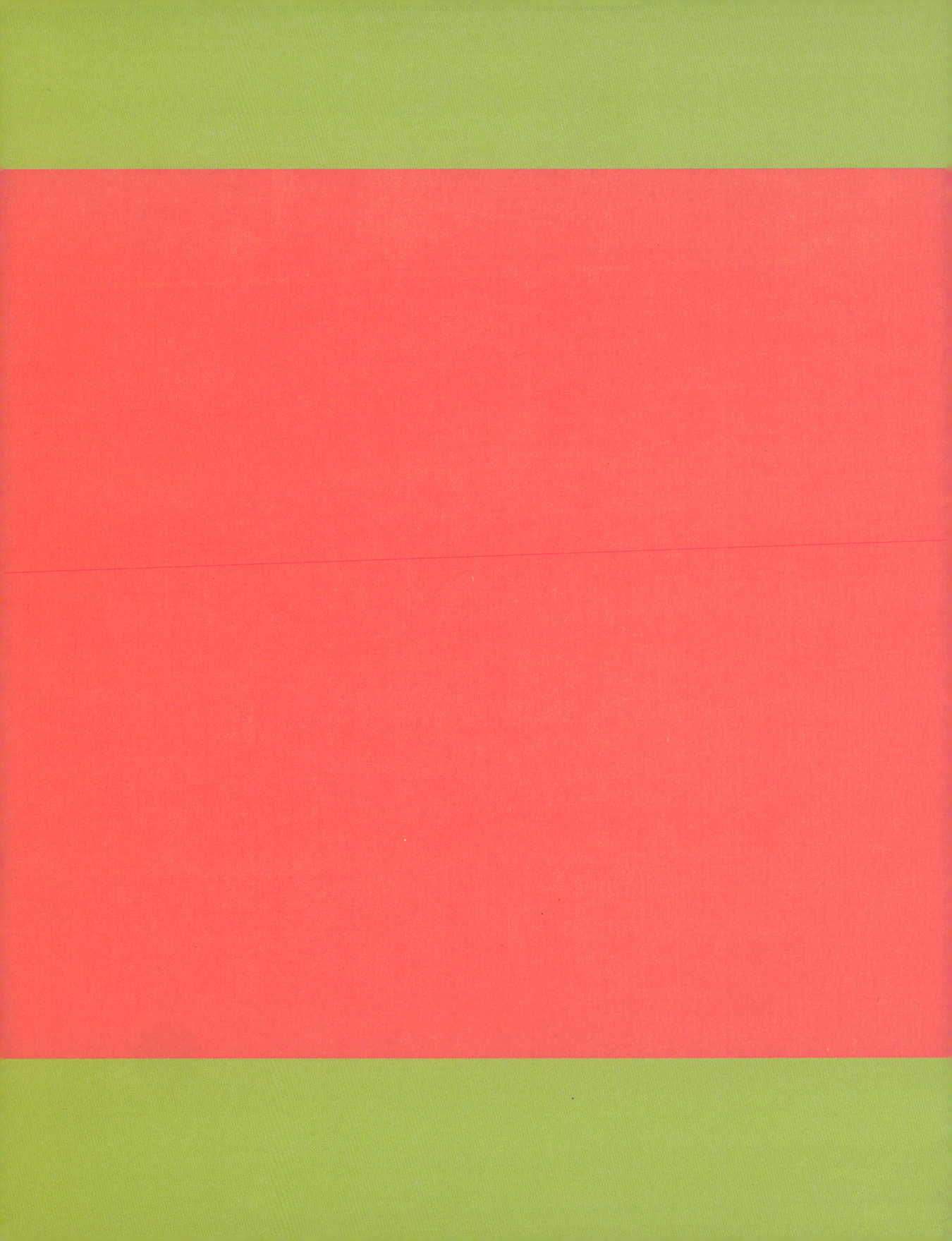

chapter 01

독자의 예쁜 얼굴
테라피 체험

비뚤어짐을 바로잡아서 좋은 인상을 주는 얼굴을 만들고 싶다

**얼굴과 골반에서 본인도 몰랐던 심각한 비뚤어짐을 발견.
1주일간 체험을 통해 보기 좋게 개선해 호감도가 훨씬 높아졌다. 구직활동에도 유리해짐.**

Before

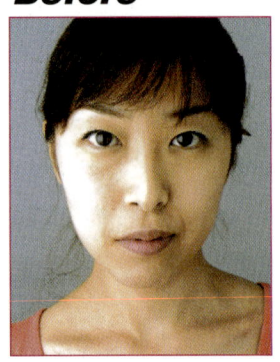

「 신경이 쓰이는 부분은 입의 비뚤어짐.
입가에 솟은 여드름도 없앨 수 있으면 좋겠다.
생리통과 다리의 부종도 신경쓰인다. 」

독자 K씨 _ 29세. 아르바이트 활동. 미인형의 얼굴인데도 왼쪽 입꼬리가 비뚤어진 탓에 안타깝게도 심술궂어 보이는 인상이다. 쇄골이 눈에 띄게 왼쪽으로 올라가 있지만 본인은 모르고 있다. 왼쪽 볼이 홀쭉한데도 불구하고 처져 있는 기묘한 불균형도 발견.

이렇게까지 비뚤어져 있었다니! 체험 후에는 바른 자세에 대한 의식이 높아져

학교를 졸업하고 나서 지금까지 계속 아르바이트 생활을 해온 K씨는 '꼭 취직하고 싶다!'는 꿈을 갖고 있다.

"실제 나이보다도 어리게 보는 경우가 많았었는데, 최근 사람들에게 '화났니?'라는 말을 많이 들어요. 설마 얼굴의 비뚤어짐이 그런 말을 듣는 원인이었으리라고는 생각도 못했기 때문에 조금 충격을 받았어요. 앞으로 본격적으로 구직활동을 시작하려고 하는데, 서류심사나 면접에서는 얼굴을 통해 그 사람에 대한 첫인상을 갖게 되잖아요."

1주일간의 운동은 어땠는지 묻자 그녀는 "모두 다 간단해서 따로 준비할 필요도 없고, 근육에 부담도 주지 않고, 어디에서든 할 수 있어 앞으로도 계속할 생각이에요"라고 답했다. 물론 바른 자세에 대한 의식도 높아졌다고 한다.

"다리를 꼬는 버릇은 이미 몸이 비뚤어져 있다는 증거라는 이야기를 듣고 더 신경을 쓰고 있어요. 다리를 꼬면 확실히 보기에도 안 좋잖아요."

앞으로 구직활동도 적극적으로 할 수 있을 것 같다고 말하는 그녀의 얼굴이 밝다.

독자의 예쁜 얼굴 테라피 체험 01

독자 K씨가 1주일간 체험한 운동은 3가지

Exercise 1 한 발로 균형잡기

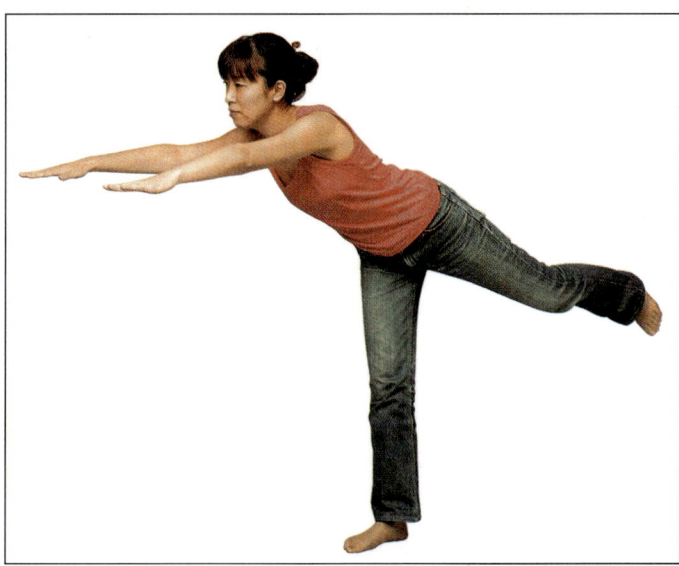

양발을 모으고 똑바로 선 후 숨을 뱉으면서 왼쪽 다리를 뒤쪽으로 차올린다. 동시에 상체를 앞쪽으로 숙인다. 몸통과 올린 다리가 일직선이 될 정도의 위치에서 7초간 유지하고, 반대쪽도 마찬가지로 한다. 좌우 각각 3세트씩 실시한다.

Point 골반의 움직임을 개선하는 동작. 허벅지 뒤쪽이 늘어나는 것을 느끼면서 해보자.

Exercise 2 파워업 치크

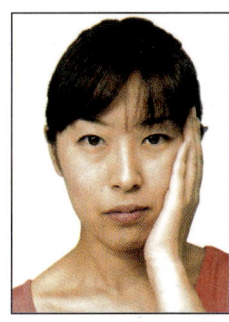

01 거울을 보면서 왼손을 왼쪽 볼에 댄다. 이때 관자놀이부터 턱까지 손으로 감싸쥐도록 한다.

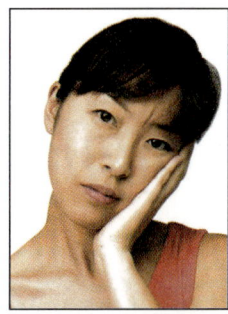

02 숨을 뱉으면서 얼굴을 왼쪽으로 꺾는다. 이때 손에 힘을 넣어 버티면서 7초간 유지한 후 제자리로 돌아간다. 반대쪽도 마찬가지로 하며, 좌우 각각 3세트씩 실시한다.

Point 협골근과 아래턱 근육을 풀어주어 턱의 위치를 바로잡는 동작이다. 목에 힘을 주어 꺾지 말고, 머리의 무게를 이용해서 실시하면 무리 없이 효과적으로 할 수 있다.

1주일 만에 이렇게 변했다!

Exercise 3 죠&마우스 부드럽게

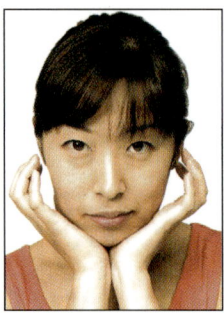 **01** 양손으로 턱을 괴는 모양을 만들어 중앙에 턱을 올린다. 입은 다문다.

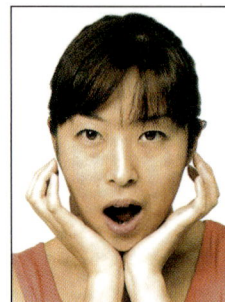 **02** 양손의 위치를 고정한 채 입을 될 수 있는 한 크게 벌려 7초간 유지한 후 입을 다문다. 3회 실시한다.

Point 입의 한쪽이 올라가 있는 사람은 악관절의 움직임이 나빠져 있는 상태이다. 이 동작으로 입을 벌리는 것을 부드럽게 할 수 있다. 입은 상하뿐만 아니라 좌우로도 벌리도록 주의하자.

호감도 120%의 표정미인으로!

1 Week After

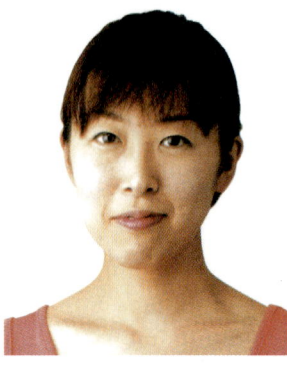

Success Point "한 발로 균형잡기가 힘든 경우에는 무릎을 가볍게 구부려주니 괜찮았어요. 몇 번 계속하는 동안 안정된 자세가 잡히고, 효과가 있다고 느끼게 됐어요. 또 되도록 다리를 꼬지 않도록 하는 등 바른 자세를 취하려고 노력하고 있어요." 독자 K씨

▲ 단 1주일 만에 쇄골과 어깨의 위치가 이 정도나 개선되었다. 또 좌우 균형과 몸의 비뚤어짐에 대한 의식도 현격히 높아져, 다리를 꼬는 버릇과 가방을 드는 방법 등 자세에 신경을 쓰게 되었다.

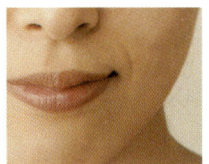 ◀ 입의 비뚤어짐에 아주 큰 효과가 있었다. 좌우 입꼬리가 균형 있게 팽팽해져서 예전의 아름다웠던 입술이 부활. 처져 있던 왼쪽 볼에도 탄력이 돌아왔다. 그러고 보니 입가의 여드름도 깨끗하게 사라졌다.

독자의 예쁜 얼굴 테라피 체험 01

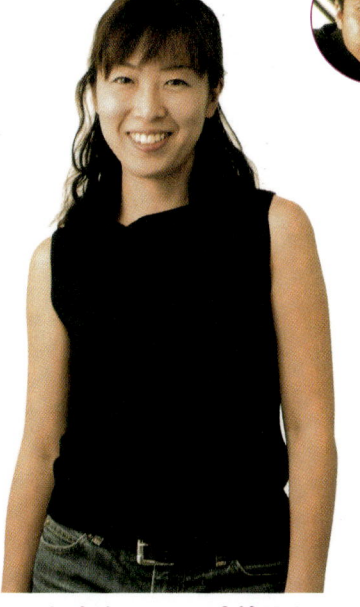

본격적으로 구직활동을 시작하기 전에 예쁜 얼굴 테라피를 만날 수 있어서 운이 좋았다.

프로 테라피스트의 비뚤어짐 진단

본인이 느끼지 못해도 비뚤어짐이 심각한 상태. 골반은 아주 심하게 오른쪽이 내려가 있어

"K씨 몸의 비뚤어짐은 아주 심각했어요. 왼쪽 무릎을 누르면 근육이 땅기는 듯한 위화감이 있는 것에서부터 오른쪽 발목의 딱딱함이 얼굴의 비뚤어짐을 만들고 있었어요. 또 골반은 전형적으로 오른쪽이 내려가 있는 상태였고요. 즉, 우반신이 나쁜 상태였기 때문에 입이 왼쪽 위로 땅기고 있었던 거지요.

지난 1주일간 상당히 개선되었기 때문에 한 달 정도 계속하면 골반의 비뚤어짐도 바로잡히고, 어깨의 높이도 완전히 같아질 겁니다. 그렇게 되면 그동안 신경쓰였던 생리통이나 다리의 부종 같은 것도 없어지겠지요.

얼굴에서는 턱의 비뚤어짐이 사라지면 눈에서 험상궂음도 없어져 보다 부드러운 인상의 얼굴이 될 수 있습니다."

운세는 이렇게 변한다!

재물운은 콧방울로 체크

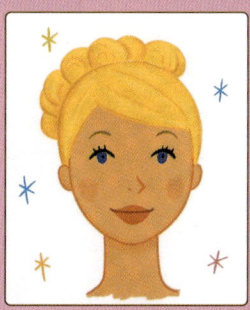

이마가 넓고 턱이 좁은 얼굴형인 K씨는 청순하고 총명한 사람이다. 단, 체험 전에는 콧방울의 크기가 가지런하지 않았기 때문에 돈을 낭비하는 경향이 있다고 관상학적으로는 판단할 수 있었다. 앞으로는 콧방울 정도를 의식하면서 얼굴의 근육 전반을 풀어주도록 하자. 그렇게 하면 정식직원으로 채용되는 꿈도 실현되고 돈도 모을 수 있게 된다. 또 부잣집으로 시집갈 가능성도 높아진다.

비뚤어진 코를 바로잡아서 긍정적으로 변하고 싶다

귀여운 얼굴 생김새인데도 불구하고 비뚤어짐으로 인해 외로운 상태.
1주일간의 테라피 체험으로 예뻐지고 자신이 생겨 연애운도 향상될 조짐이 보인다.

Before

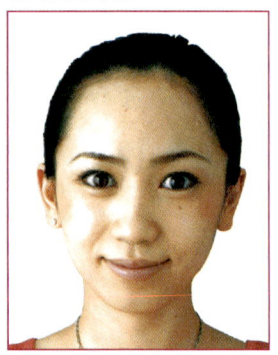

「 최근 무표정하다는 말을 자주 듣는다.
다크서클, T존 부위의 여드름,
푸석거리는 볼, 부종도 고치고 싶다. 」

독자 P씨 _ 20세. 아르바이트 활동. 활발해 보이지만 외출하기 싫어한다. 최근엔 부정적인 생각이 강해지고 과식을 하게 되어 고민하고 있다. 귀여운 얼굴 생김새이지만 자세히 보면 코가 오른쪽으로 비뚤어져 있다. 이것을 바로잡는 것이 행운의 열쇠.

예뻐진다는 것은 즐거운 일! 짝사랑해왔던 그와도 잘 될 것 같은 느낌이

"입가의 비뚤어짐이 신경쓰였어요. 그런데 코까지 비뚤어져 있었다니……"라고 말하는 P씨는 모델 경험까지 있는 미인형 얼굴이다. 그런데도 "전 히키코모리(은둔형 외톨이)예요. 게다가 과식으로 4kg이나 쪘어요. 잠이 부족하면 어깨와 허리가 아파서 아무것도 하고 싶은 생각이 안 들어요. 최근엔 지갑을 도둑맞는 등 악운이 계속되고 있어요"라고 말한다. 요즘 만사가 재미없는 듯한 얼굴을 하고 있거나 무표정하다는 말을 듣는 것도 필시 그 때문일 것이다.

1주일간의 체험에서 가장 좋았던 것이 뭐냐는 질문에 "음식을 먹을 때 맛있다고 느끼게 된 거죠. 예뻐지고 싶다는 마음이 되살아났고, 욕조에서 반신욕을 하며 얼굴 테라피를 하면 기분도 상쾌해져요. 제때 잠자고 일어나기가 힘들었던 것도 좋아졌고요"라고 답한다.

또 예쁜 얼굴 테라피를 시작하고 나서 바로 짝사랑해왔던 그가 급속도로 다가오고 있다고 한다. "왠지 모든 일이 잘 될 것 같은 예감이 들어서 기뻐요!"라고 말하는 그녀. 단 2가지의 운동으로 이미 마음은 긍정적으로 변해 있었다. 정말 놀라운 효과다.

독자 P씨가 1주일간 체험한 운동은 2가지

Exercise 1 죠 슬라이드

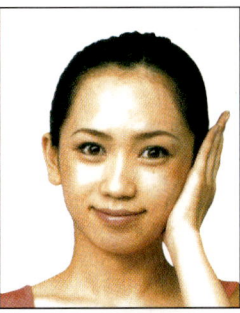

01 왼손을 얼굴 왼쪽의 관자놀이, 광대뼈, 아래턱까지를 감싸듯이 해서 댄다.

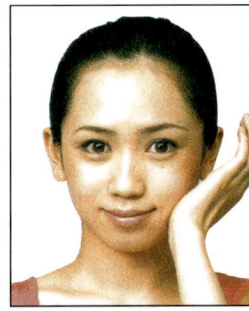

02 아래턱을 짜내듯이 손목에 힘을 주면서 아래턱만 바깥쪽으로 밀어낸다. 7초간 하고 원래대로 돌아온다. 반대쪽도 같은 식으로 해서 좌우 각각 3회씩 한다.

Point 아래턱의 움직임을 좋게 해서 입의 형태를 정돈한다. 입은 오므리지도 않고 내밀지도 않은 채 "이"라고 말할 때처럼 옆으로 벌리도록 한다.

Exercise 2 노즈 플랫 스트레칭

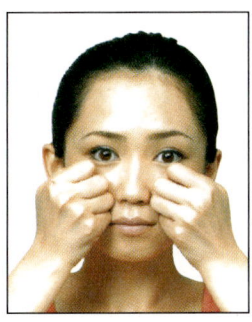

01 코 옆에 놓은 손가락을 구부러뜨리면서 코를 좌우로 늘린다. 손가락의 제2관절을 바깥쪽으로 미끄러뜨리면서 코를 평평하게 만든다. 제2관절이 광대뼈의 정상에 왔을 때쯤에서 7초간 유지한다. 이것을 3회 반복한다.

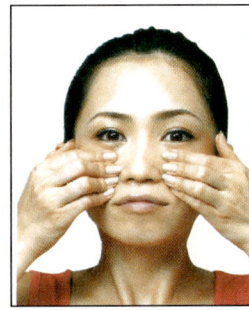

02 엄지손가락은 좌우 모두 관자놀이 부근에 고정시키고, 남은 네 손가락은 코 옆에 놓고 가운뎃손가락이 콧방울의 바로 옆에 오게 한다. 손가락 끝을 펴서 눈과 평행이 되게 한다.

03 양손바닥을 볼에 붙여 광대뼈 전체를 바깥쪽으로 끌어당겨 코를 납작하게 해서 7초간 유지한다. 이것을 3회 반복한다.

Point 코 주변의 근육을 풀어줘 코의 형태를 정돈한다. 손톱으로 얼굴에 상처를 내지 않도록 주의한다. 얼굴은 바깥쪽으로 늘이는 만큼 기운이 상승한다.

1주일 만에 이렇게 변했다!

눈매가 예뻐져서
자연스런 웃는 얼굴로

1 Week After

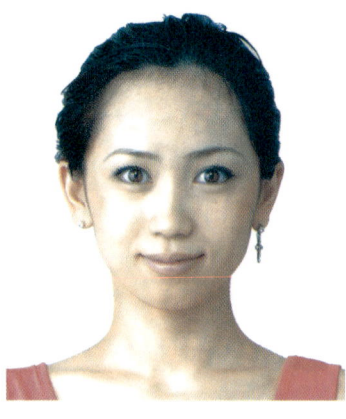

Success Point
"2가지 운동은 욕조에서 반신욕을 하는 중에 크림을 잔뜩 바르고 마사지를 겸해서 했어요. 땀도 낼 수 있고 보습도 되어서 그야말로 일석삼조예요. 예뻐지는 과정을 즐기면서 계속한 것이 효과가 있었던 것 같아요."
독자 P씨

▲ 얼굴과 어깨 근육이 경직된 것이 풀어지면서 분위기가 부드러워졌다. 조금 강한 인상이었던 눈이 동그랗고 부드럽게 변하고, 웃는 얼굴도 자연스러워졌다. 특히 현저한 변화를 보인 것은 눈 밑의 다크서클. 수면의 질이 향상된 것을 엿볼 수 있다.

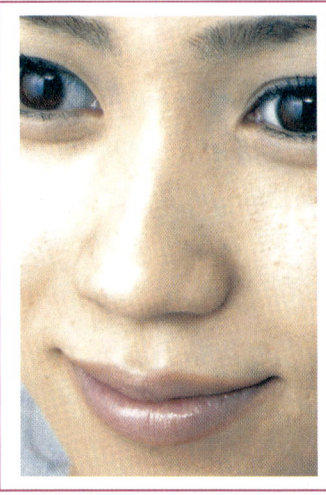 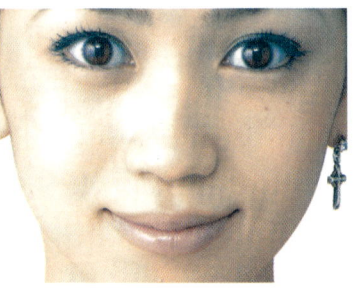

◀ 비뚤어져 있던 코도 이 정도까지 개선되었다. 기능도 좋아져서 음식의 맛과 향을 분명하게 느낄 수 있게 되었다. 오른쪽이 올라가 있던 입도 정돈되었다.

독자의 예쁜 얼굴 테라피 체험 02

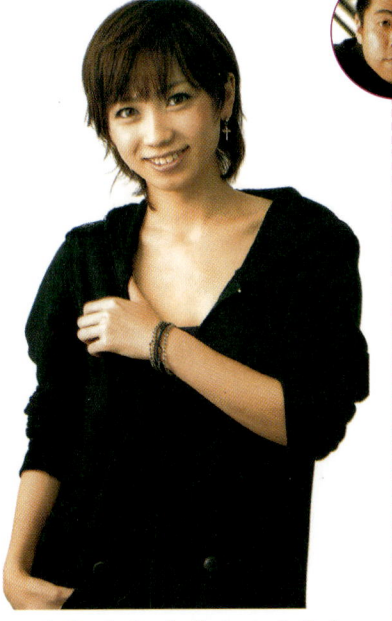

애인 없이 지냈던 1년이란
시간의 벽도 깰 수 있을 듯!

프로 테라피스트의 비뚤어짐 진단

**목의 비뚤어짐으로 자율신경계가 흐트러져.
앞으로는 식생활을 바로잡으세요**

"P씨는 목 위의 비뚤어짐으로 인해 자율신경계가 흐트러져 수면과 섭식에 문제가 있었어요. 다시 말해 스트레스에 아주 약한 상태였지요. 어깨와 허리에 통증도 있었는데, 그것이 원인이 되어 소극적인 행동을 하게 되었던 겁니다. 그런데 1주일이 지나고 나서 표정이 밝아졌어요. 이전보다 많이 웃게 된 것도 좋은 징조고요.

잠자고 일어나는 것도 좋아질 만큼 자율신경계의 균형도 향상되었습니다. 앞으로는 덜 자극적인 일식을 중심으로 천천히 꼭꼭 씹어먹는 습관을 들이면, 2~3개월 후에는 본래의 아름다움이 더욱 빛을 발할 겁니다."

운세는 이렇게 변한다!

연애운은 눈 밑의 부푼 정도로 체크

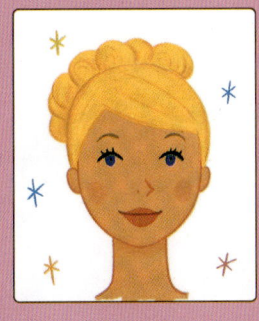

이마가 넓고, 이마의 머리카락이 나 있는 경계의 곡선이 아름다운 P씨는 영리한 사람이다. 단, 안광이 지나치게 날카로우면 다른 사람의 좋지 않은 면까지 보게 되어 결국 사람들을 불신하게 될 수도 있다. 또 비뚤어진 코는 고독을 나타낸다. 예쁜 얼굴 테라피 체험 후에는 날카로운 안광과 비뚤어진 코 모두 상당히 개선되었다. 게다가 눈 밑의 부푼 정도가 딱 예쁜 정도가 되었다. 이것은 연애운의 향상을 나타내고 있어 사랑이 이뤄질 것으로 보인다.

윤곽이 뚜렷한 작은 얼굴을 만들어 천직을 찾고 싶다

얼굴을 풀어서 깐깐한 사람처럼 보이게 했던 눈 밑의 다크서클과 무표정을 개선. 어깨결림, 요통으로 인한 불쾌감도 사라져 본래의 느긋하고 밝은 성격을 되찾았다.

Before

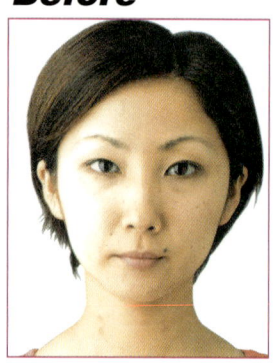

「 좌우 차이가 있는 눈의 크기를 같게 하고, 눈꼬리의 주름을 없애고 싶다. 얼굴 전체의 리프트업도 하고 싶다. 」

독자 S씨 _ 26세. 구직활동 중. 눈초리가 길게 찢어진 예쁜 눈이지만, 눈초리가 치켜 올라간 탓인지 친구들에게 "화내는 듯 보여서 무섭다"라는 말을 듣고 있어 고민이다. 눈 밑의 다크서클과 일자형 입술도 깐깐해 보이는 인상을 주고 있다.

기분이 가라앉았다 좋아졌다 하는 것은 통증과 불쾌감이 원인

2003년 7월에 왼쪽 겨드랑이 근골을 골절해, 현재 재활 중인 S씨는 원래 어깨결림과 요통이 있었는데 거기에 턱까지 벌리기 어려워져서 고민이다. 현재 다니던 회사를 그만두고 다른 일을 찾고 있다.

그녀는 "사람을 대할 때 적극적인 날과 그렇지 않은 날의 차이가 아주 심해요. 왜 그런지 이유를 모르겠어요"라고 고민을 털어놓는다. 그 원인은 어깨결림과 요통이 가져오는 불쾌감에 있는 것으로 보인다. 우선 통증을 없애서 상쾌한 기분을 맛볼 수 있게 하는 것이 그녀가 웃음을 찾을 수 있도록 하는 비결이다.

"눈꼬리의 주름을 없애고 싶었는데, 생각지도 않았던 몸의 균형까지 좋아졌어요. 서 있을 때의 중심이 안정적이고, 똑바로 걷고 있다는 느낌이 들어서 기분이 좋아요!"

아침 일찍 일어나서 피트니스 센터에 다니는 습관이 되살아났고, 새로운 직업에 도전할 의욕도 솟아올랐다고 한다. 지금 바라는 것이 뭐냐는 질문에 "행복한 노후를 보낼 준비를 착실하게 해나가는 거예요. 그러기 위해서는 가능한 한 빨리 천직을 찾아야겠죠"라고 답한다.

독자의 예쁜 얼굴 테라피 체험 03

독자 S씨가 1주일간 체험한 운동은 2가지

Exercise 1 레그 벤드&백 익스텐션

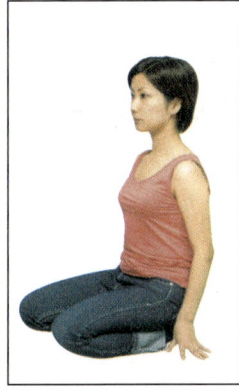
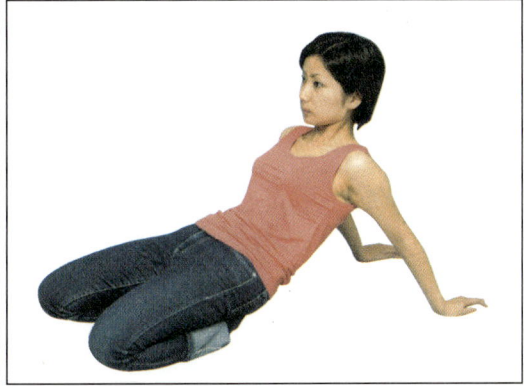

01 등을 곧게 펴고 정좌하고 앉는다. 이때 양무릎을 가볍게 벌리고 앉는다.

02 바닥에 양손을 대고 상체를 뒤로 천천히 젖힌다.

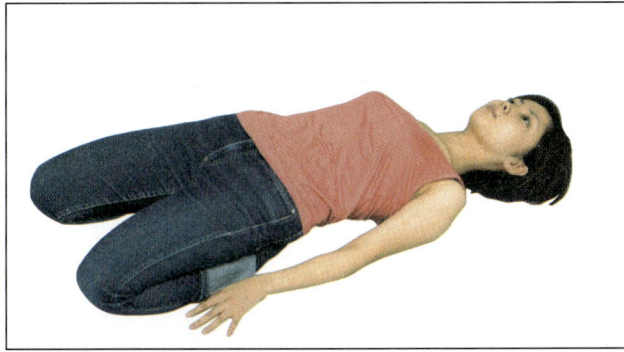

03 양쪽 팔꿈치를 구부리면서 상체를 뒤로 넘어뜨려 어깨, 후두부 순으로 천천히 바닥에 붙인다. 양손은 발목 부근에 고정시키고, 숨을 내뱉으면서 허리를 젖힌다. 허리가 충분히 늘어났을 때쯤 7초간 유지하고 긴장을 푼다. 이것을 3회 반복한다.

Point 허리 근육이 굳어버리기 쉬운 엉덩이가 튀어나온 체형의 사람에게 좋은 동작이다. 천천히 허리를 젖히면 얼굴, 목, 가슴, 복부, 무릎의 가로주름 해소에도 효과가 있다.

1주일 만에 이렇게 변했다!

Exercise 2 스리 포인트 페이스 리프트

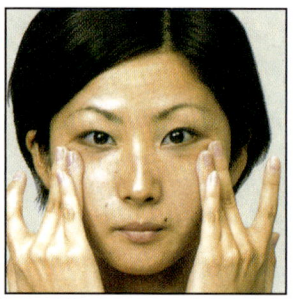 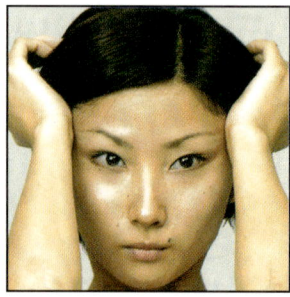 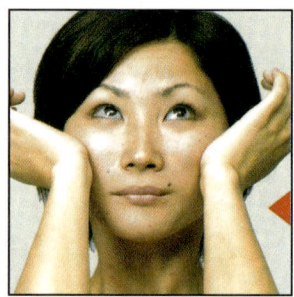

01 아래 눈꺼풀을 옆으로 3단계로 나눠서 끌어올린다. 우선 중지와 약지를 눈구석 아래에 대고 좌우로 끌어올린 후, 다음은 눈의 중심 아래에서, 마지막으로 눈꼬리 아래에서 끌어올린다. 각각 3초씩 유지. 이것을 3회 반복한다.

02 팔꿈치를 올려 양손을 관자놀이 부분에 대고 비스듬하게 끌어올려서 7초간 유지, 3회 반복한다.

03 협골 아래에 손을 대고 천장을 보면서 비스듬하게 끌어올려서 7초간 유지, 역시 3회 반복한다.

Point 안륜근, 협골근을 풀어서 얼굴 전체를 끌어올리는 동작이다. 세 번째 동작은 손 아랫부분으로 협골을 감싸듯이 실시하면 림프의 흐름이 좋아진다.

불쾌해 하는 것처럼 보이던 표정이 부드러워져 웃음을 되찾았다

1 Week After

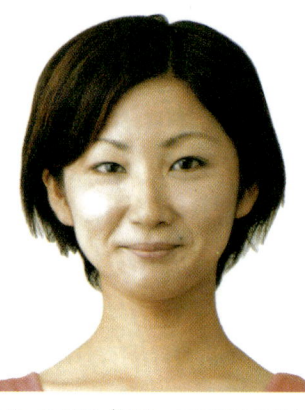

Success Point "간단한 동작이기 때문에 매일 어렵지 않게 계속할 수 있었어요. 특히 얼굴 운동은 하루에 몇 번이라도 생각날 때마다 했어요. 끌어올리는 각도가 걱정되었지만, 거울을 보며 확인하면서 하면 괜찮아요." 독자 S씨

◀ 굳어 있던 근육의 긴장이 풀리고, 협골 위치가 올라가 턱선도 동그스름해졌다. 왼쪽 눈 아래의 부종도 사라지고, 쌍꺼풀의 폭도 넓어졌다. 웃을 때의 주름에 대해서 본인은 "변했나요?"라고 말하지만, 팽팽한 느낌이 들어 예쁘다. 사진에서 보는 것처럼 '화내는 것처럼 보여서 무서운 얼굴' 이라는 느낌은 이제 들지 않는다.

독자의 예쁜 얼굴 테라피 체험 03

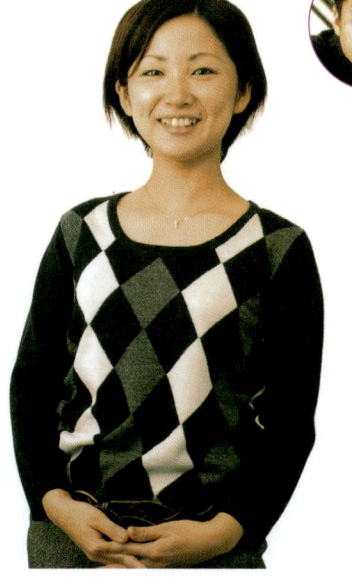

웃을 때의 인상이 눈에 띄게 좋아졌다. 어쩌면 지금 이 모습이 그녀 본래의 모습일지도.

프로 테라피스트의 비뚤어짐 진단

목과 허리가 상당히 굳어 있는 상태. 목과 허리를 부드럽게 풀어줘야 통증도 사라져

"S씨의 어깨결림과 요통은 엉덩이가 튀어나온 체형이라 허리가 굳어 있고 골반이 비뚤어져 있던 것이 원인입니다. 골절치료의 재활 중이긴 하지만, 목이 상당히 굳어 있는 것도 걱정되더군요. 학이 장수하는 것처럼 목을 부드럽게 유지하는 것이 장수의 비결입니다. 허리와 목 양쪽을 계속적으로 치료해가는 게 좋아요.

1주일 전만 해도 얼굴 전체에서 피로가 느껴졌지만, 이젠 상당히 개선되었어요. 통증이 경감되어 상쾌해졌기 때문이겠지요. 그녀는 본래 느긋하고 밝은 성격이기 때문에 통증이 사라지면 적극성도 증가할 거예요."

운세는 이렇게 변한다!

직장운은 턱의 풍부함으로 체크

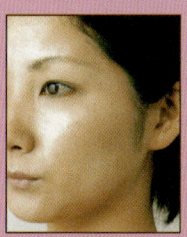 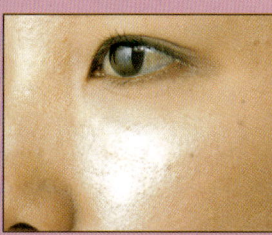

역삼각형으로 뾰족한 턱은 현대미인이 갖춰야 할 하나의 조건이지만, 관상학에서는 미숙함을 벗어나지 못해 정서불안정이라고 본다. S씨는 웃으면 턱선이 둥그스름해져 성숙한 여성다운 부드러운 분위기가 나오기 때문에 무엇보다 웃어야 한다. 그러면 그녀를 한 사람의 성숙한 어른으로 봐주는 사람들이 주위에 몰려들어 평판이 좋아지고, 그 덕분에 마침내 천직과도 만날 수 있게 될 것이다.

chapter 02

1주일 만에 만들자
행운을 불러오는 예쁜 얼굴 테라피

| 기초편 |

얼굴은 당신 자체, 몸과 마음의 상태가 나타난다

얼굴의 기능과 구조를 알자

얼굴에는 57개의 근육이 있는데 그 중에서 24개나 되는 근육이 표정근이다. 이 근육들이 복잡하면서도 다채로운 표정을 만들어내고 있다. 그야말로 얼굴은 당신 자체를 나타내는 축소판인 것이다.

얼굴은 몸과 마음의 변화를 정확하게 전달하는 거울

몸의 신호라고도 불리는 얼굴은 체내의 상태를 정확하게 반영할 수 있도록 매우 복잡하고 섬세한 구조로 되어 있다.

피부의 경우를 예로 들어보자. 몸의 피부가 평균 3mm인데 비해 얼굴은 1mm이다. 3분의 1의 얇은 두께다. 이것은 피부 아래의 혈액이 들여다보일 정도의 두께인데, 안색으로 몸 상태를 판단할 수 있는 구조로 되어 있기 때문이다.

또 몸의 근육은 뼈와 뼈를 연결해 뼈를 움직이지만, 얼굴의 근육은 뼈와 피부 혹은 피부와 피부를 연결해서 통증·불쾌감·기분 좋음 등 다채로운 표정을 만들어낸다. 한마디로 얼굴은 몸과 마음의 거울이라 할 수 있다.

또 얼굴에는 몸보다도 많은 모세혈관이 모여 있어 혈류량도 풍부하다. 그래서 신경의 영향 등으로 일어나는 혈관의 수축과 확장에 의한 혈류의 변화가 나타나기 쉽게 되어 있다. 부끄러울 때 얼굴이 붉어지거나 무서울 때 얼굴이 파래지는 것은 신경작용에 의한 변화이다.

이런 구조에서 얼굴의 비뚤어짐을 비롯해 칙칙함, 뾰루지나 여드름, 거칠어진 피부, 부종, 주름 등은 모두 몸과 마음이 보내는 주의신호라는 것을 알 수 있다. 그야말로 얼굴은 당신 자체를 나타내는 축소판인 것이다.

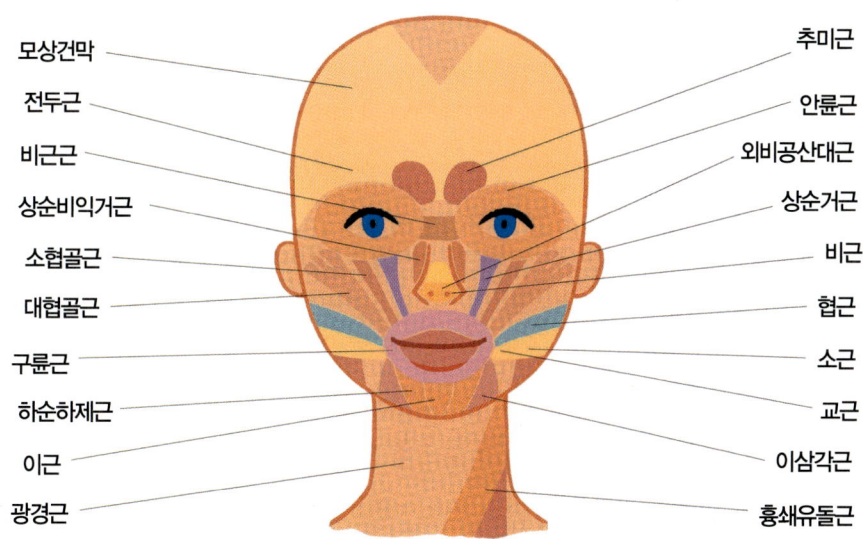

얼굴은 에너지와 정보를 모으고 동시에 발신한다

　얼굴에 있는 입은 '얼굴의 근원'이라고 불릴 정도로 중요한 부분인데, 눈이나 귀가 없는 동물은 있어도 입이 없는 동물은 없는 것에서도 알 수 있듯이 생명 유지에 불가결한 음식(에너지)을 섭취하는 도구로서 진화해왔다.

　눈은 빛과 색에 의해 사냥감이나 위험과 같은 정보를 파악한다. 코는 냄새를 통해 정보를 모으는데, 주로 화학물질의 유무를 분별한다. 또 코는 호흡을 하는 도구이기도 하다. 귀는 소리를 분별한다.

　이처럼 각 기관은 생명활동을 위한 정보수집 장치로, 얼굴은 그런 장치들의 집합체로 이루어져 있다. 그러나 한편으로는 정보의 발신원으로서 더욱 발달해 있는 측면도 있다. 예를 들면 인종, 성별, 연령 등 우리는 상대방의 얼굴을 통해 다양한 정보를 얻고, 경우에 따라서는 직업과 사람 됨됨이, 고민이나 거짓말까지도 상당히 정확하게 읽어낼 수 있다.

　얼굴에는 57개의 근육이 있는데 그 중에서 24개나 되는 근육이 표정근이다. 이 근육들이 복잡하면서도 다채로운 표정을 만들어내고 있다.

얼굴은 당신 자체, 몸과 마음의 상태가 나타난다

인간관계를 크게 좌우하는 얼굴은 운명도 지배한다

입으로 말하고, 눈으로 보고, 코로 냄새를 분별하고, 귀로 소리를 분별하고……. 얼굴은 다양한 여러 정보를 받아들이고, 동시에 발신하고 있는 뛰어난 도구다. 24개의 표정근으로 미묘한 감정까지 표현하고 있다. 뇌의 입구라 할 수 있는 얼굴을 보다 잘 이해하고, 지혜롭게 얼굴에 대해 알아나가며 운세를 높여보자.

얼굴은 마음을 전달하는 소중한 도구

얼굴에 구비되어 있는 눈, 귀, 코, 입이라는 부품은 생명을 유지하는 중요한 역할을 다하는 한편, 의사소통 도구로서의 역할도 한다.

우리는 사람과 접할 때, 우선 다른 무엇보다 상대방의 얼굴에 눈이 간다. 그리고 어떤 사람인지를 무의식중에 판단한다. 이것이 얼굴을 통해 이루어지는 커뮤니케이션이다.

한 실험에 의하면 첫 대면의 경우 '눈만 보여주는 경우'와 '입만 보여주는 경우' 중 상대방의 희로애락 감정을 더 정확하게 읽어낸 쪽은 입만 보여주었을 때라고 한다. 한편 서로 아는 사이에서는 눈만 보여주었을 경우가 더 정확하게 읽어냈다. 친해질수록 눈이 발신하는 미묘한 표정을 중요시하는 듯하다.

또 무엇보다 중요한 것은 '눈보다 눈썹'이라는 설도 있다. 여성들의 경우 눈썹을 잘못 그리면 인상이 안 좋아 보이는 경우도 적지 않다.

게다가 '거짓말을 할 때 코를 씰룩거린다' 등 우리는 얼굴을 통해 미묘한 표정을 읽어냄과 동시에 상대방에게 읽히고 있는 경우도 있다. 이처럼 얼굴은 좋든 나쁘든 쌍방향 의사소통 도구인 셈이다.

무표정한 생활에서 탈출해 행복을 불러들이자

인터넷과 이메일, 휴대전화 등의 보급으로 이제 일부러 얼굴을 마주하지

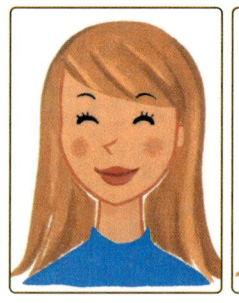 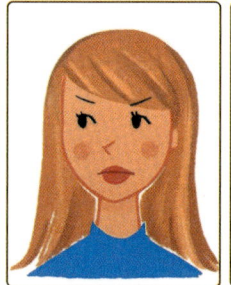 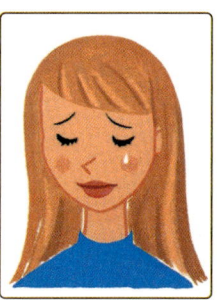 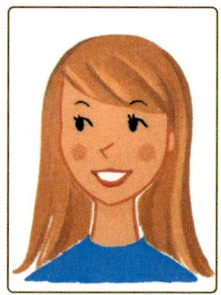

희(喜)
▲ 볼이 균형 있게 올라가고, 눈썹은 아름다운 활 모양을 그리고, 좌우의 입꼬리가 올라가 있는 것이 이상적인 '희'의 표정이다.

로(怒)
▲ 눈썹과 눈꼬리가 올라가고 입은 일(一)자. 눈빛이 험악해지는데, 이때 '로'의 표정을 전혀 짓지 않았다 해도 얼굴의 근육은 쇠퇴한다.

애(哀)
▲ 눈썹, 눈꼬리, 볼이 내려간 표정이다. 때로는 눈물을 흘려 마음을 씻어내는 것도 중요하다. '애'는 가엾이 여기는 마음과 사람의 정이기도 하다.

락(樂)
▲ 들뜬 마음, 두근거리는 마음의 표정이다. 취미에 몰두하거나 좋아하는 사람과 함께 시간을 보낼 때 등 '락'일 때는 표정이 살아 있다.

않아도 업무와 관련된 회의나 연애조차도 할 수 있게 된 세상이다.

그러나 얼굴은 본래 표정의 미묘한 변화로 감정을 표현할 수 있도록 진화했다. 앞쪽에서 살펴본 것처럼 한정된 작은 공간 속에 있는 24개의 '표정을 만들어내기 위해서만 존재하는 근육'을 가능한 한 전부 활용하는 것이야말로 얼굴을 아름답게 유지하는 비결이다.

또 이것은 자연에 역행하지 않는 삶의 방식이다. 다시 말하면 풍부한 표정은 '자연'이고, 무표정은 '도시화'이다. 지나치게 정비되어버려 무표정(몰개성)해져 버린 도시는 본래 자연이 운영하던 것을 파괴해버렸다. 마찬가지로 얼굴도 무표정한 상태를 계속 유지하고 있으면, 몸과 마음의 주의신호를 발하는 힘도 쇠퇴하고 그에 따라 생각지도 못한 병이나 고독감을 맛보게도 된다.

무표정한 생활에서의 탈피는 의외로 간단하다. 매일 거울을 대했을 때 자신이 가장 기운이 나는 얼굴(웃는 얼굴)로 하루를 보내도록 하면 된다. 또 즐길 수 있는 취미를 갖는 것도 좋다. 슬플 때는 속이 시원해질 정도로 우는 등 감정을 억누르지 않는 것도 표정미인을 만드는 길이다.

'늙은 얼굴' '불운한 얼굴'은 개선하고 예방할 수 있다

처짐·주름·비뚤어짐의 발생 순서를 알고 예방하자

지나치게 '늙은 얼굴'은 몸의 비뚤어짐으로 인해 체내 연령도 노화해 있는 상태다. 따라서 눈에 보이는 표피뿐만 아니라 진피 아래의 근육과 뼈라는 뿌리 부분까지 의식해서 관리하는 것이 최선이다.

유연한 근육이 얼굴 노화를 막는다

피부는 표피·진피·피하조직의 3층으로 이루어져 있는데, 표피가 처짐이나 주름이라는 눈에 보이는 결과를 나타낸다. 뒤에 있는 '피부의 변화' 그림에서 알 수 있듯이 젊고 건강한 피부는 진피의 세포간물질(콜라겐과 엘라스틴)이 규칙적으로 배열되어 표면의 결을 정리하고 매끈하게 한다. 한편 나이가 들면서 진피에 흐트러짐이 발생하면 표피에 요철이 나타나 '늙은 얼굴'이 된다.

최근 진피의 피부세포를 활성화시키는 성분이 들어간 크림이나 음료가 나오고 있다. 크림은 피부 표면에서, 음료는 신체 내부에서 각각 영양을 공급해 세포를 건강하게 만들어 피부를 정돈하려고 하는 것이다.

그러나 피부 아래에는 근육이 있다. 아무리 피부세포에 영양을 계속 공급해도 피부세포의 토대를 지탱하는 근육이 쇠퇴해 있다면 어떻게 되겠는가. 또 근육 아래에 있는 뼈가 비뚤어져 있다면 어떻게 되겠는가. 피부를 단순하게 표면을 덮고 있는 한 장의 가죽이라고만 생각하지 말고, 진피 아래의 근육과 뼈라는 뿌리 부분까지 의식해서 관리하는 것이 최선이다.

| 피부의 변화 |

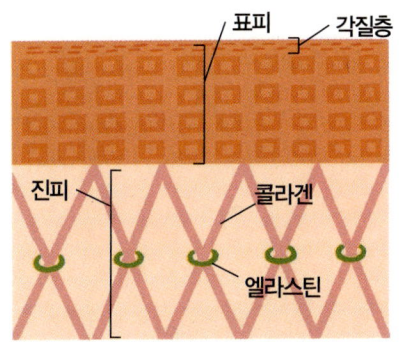

젊고 건강한 피부의 단면. 콜라겐과 엘라스틴이라는 탄력·보습 물질이 규칙적으로 배열되어 피부를 밀어올리고 있기 때문에 표면이 매끈하다.

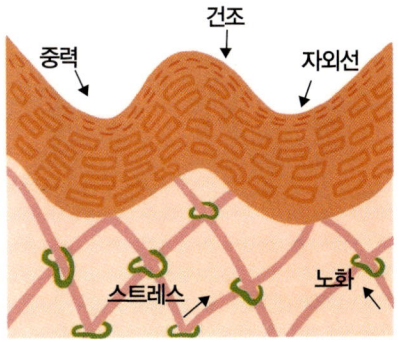

나이가 들면서 세포간물질의 흐트러짐이 발생한 피부의 단면. 중력과 자외선의 자극을 이기지 못하고 요철(처짐과 주름)이 발생. 얼굴에 노화가 나타나고 있다.

실제 연령보다 인상 연령이 중요. 지나치게 '늙은 얼굴'이 되지 않도록 주의하자

　일본인과 한국인은 사람을 만나면 상대방에게 우선 실제 나이를 묻는 습관이 있다.

　그런데 구미에서는 실제 연령은 그다지 중시되지 않는다. 오히려 얼굴이나 전체적인 분위기에서 풍기는 인상 연령이야말로 그 사람에 대한 진정한 평가라는 사고방식이 지배적이다.

　분명 "실제로는 30대인데도 보기에는 50대"라는 말은 칭찬이 아니다. 할 수만 있으면 "실제로는 50대지만 보기에는 30대"라는 말을 듣고 싶지 않은 사람이 어디 있겠는가.

　뒤의 그림은 인상 연령을 나타낸 것이다. 당신은 어디에 해당되는가? 아직 젊다고 생각하고 있을지 모르지만, 혹은 실제로도 나이가 젊을지는 모르지만 이미 입가나 이마에 주름이 있다면 당신은 40대인 셈이다.

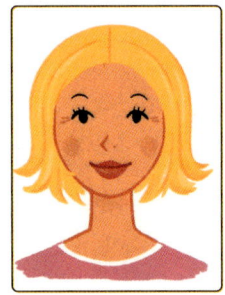 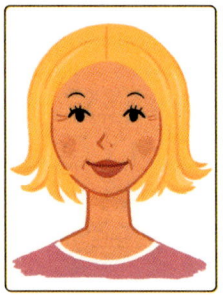 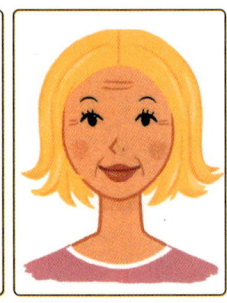 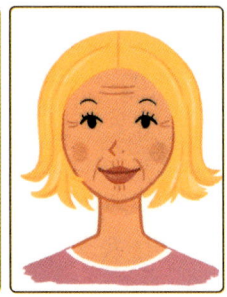

20대 후반~
눈가에 주름이 있다.

30대~
입가에 주름이 있다.

40대~
이마에 주름이 있다.

50대~
입 주변에 세로주름이 있다.

　입에 세로주름이 잔뜩 생기는 표정을 짓는 버릇이 있는 사람이라면 50대나 마찬가지다. 어쩌면 사람들은 당신을 보며 '젊은 사람이 고생을 많이 했나 봐'라고 생각하고 있을지도 모른다.

　지나치게 '늙은 얼굴'은 몸의 비뚤어짐으로 인해 체내 연령도 노화해 있는 상태로, 불행을 짊어지고 있는 것처럼 보인다. 따라서 자신도 모르는 사이에 스스로 인상 연령을 높여버리지 않도록 평소 신경써서 관리해야 한다.

'늙은 얼굴' '불운한 얼굴'은 개선하고 예방할 수 있다

타입별로 보는 '당신 얼굴의 가까운 미래'

우리는 비가 온다는 일기예보를 들으면 우산을 가지고 나간다. 마찬가지로 얼굴의 가까운 미래를 알고 있다면 그에 대한 대책도 세우기 쉬울 것이다. 여기에서는 얼굴 타입별로 주름과 처짐이 생기기 쉬운 부분을 점검해보겠다. 보다 좋은 얼굴 만들기에 참고하자.

5년 후 주의해야 할 곳을 알면 운동을 효과적으로 할 수 있다

자신보다도 나이가 위인, 얼굴에 주름이 있는 사람을 보고 '나는 나이 먹으면 어떤 얼굴이 될까?' 하고 생각한 적은 없는가?

타고난 얼굴의 형태로부터 타입별로 압축해가면 지금 얼굴에서 미래의 모습이 어떨지 떠오른다. 그것을 알고 있으면 운동을 하는 포인트가 명확해져 효과도 높아진다.

얼굴의 개성과, 미래의 주름과 처짐이 나타나는 방식에는 하나의 법칙이 있다. 그것은 '이마가 넓다' 든가 '턱이 좁다' 등 피부면적의 크고 작음(개성)과 관계가 있는데, 넓은 부분은 처짐이 생겨서 더욱 넓어지고, 좁은 부분은 주름이 생겨서 더욱 좁아진다. 이것이 기본이다.

얼굴의 개성을 확실하게 알려면 커다란 거울 앞에 서서 자신의 얼굴을 구석구석까지 체크해보도록 하자.

우선 얼굴을 세로로 3분할(이마, 눈썹에서 윗입술까지, 윗입술에서 턱까지)해서 어디가 넓고 어디가 좁은지를 확인한다.

다음으로 동공의 위치에서 얼굴을 가로로 3분할해서 마찬가지로 면적의 크고 작음을 확인한다. 그리고 눈가, 입가, 턱 등 부위별로 특징을 파악해 다음 그림에서 나누어놓은 타입 중 어디에 해당하는지 알아본다.

미래에 어떤 모습일지 예측했다면 어떤 운동을 해야 할지 알 수 있다.

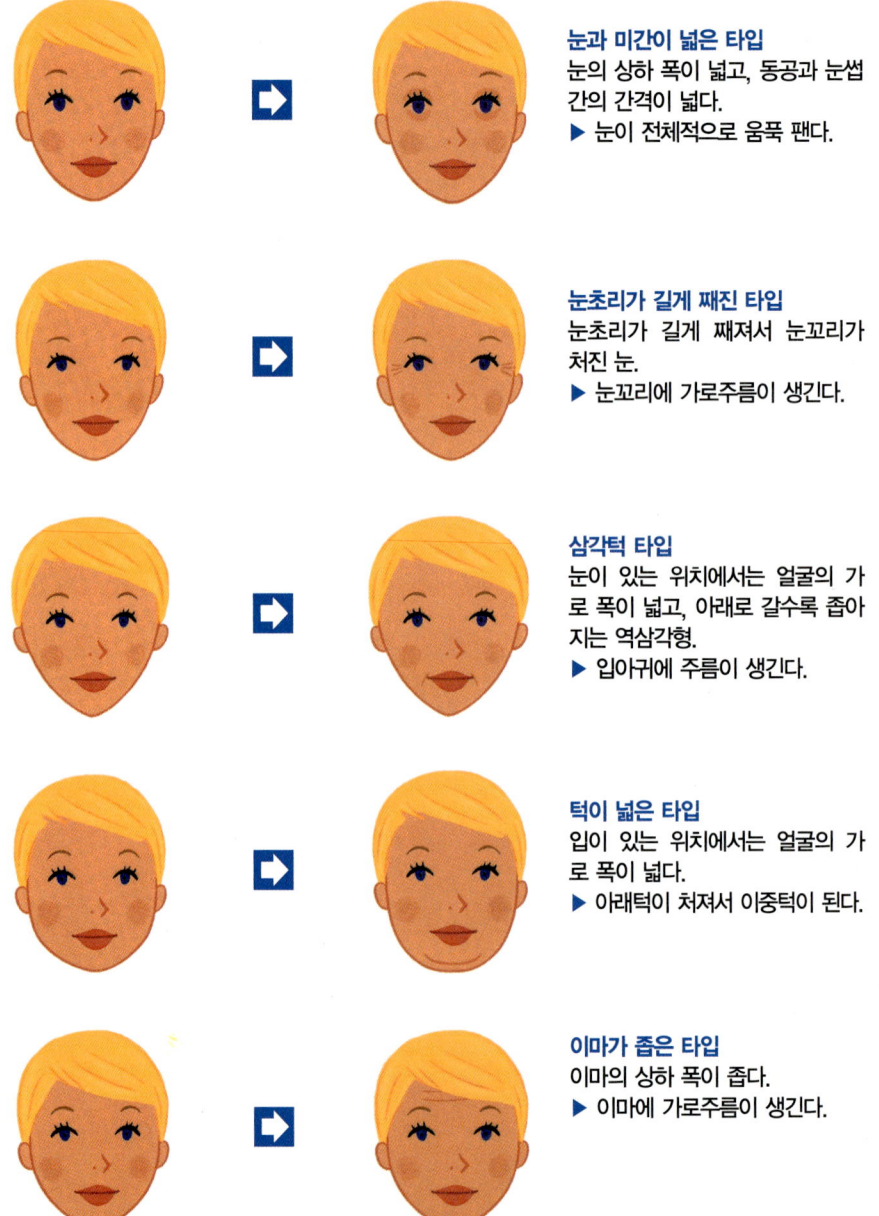

'늙은 얼굴' '불운한 얼굴'은 개선하고 예방할 수 있다

같은 주름이라도 '좋은 주름'과 '나쁜 주름'이 있다

중력에 역행하며 사는 이상, 근력의 쇠퇴와 동시에 주름이 생기는 것은 피할 수 없는 일이다. 하지만 같은 주름이라도 행운을 불러들이는 것이 있고 그렇지 않은 것이 있다. 주름의 차이를 알고, 이왕이면 매력적인 주름을 가질 수 있도록 노력하자.

매력적인 얼굴은 전체적인 분위기에서

젊을 때는 이목구비가 반듯한 것, 다시 말해 얼굴의 각 부위가 얼마나 잘 정돈되어 있는가가 아름다움의 대상이 된다. 그러나 나이가 들수록 각 부위의 정돈보다도 전체적인 분위기로 미인인지 아닌지, 매력적인 사람인지 그렇지 않은지를 판단하게 되고, 부분적인 아름다움에서 전체적인 아름다움으로 평가의 대상이 넓어진다.

전체적인 분위기라고 하면 막연한데, 말씨나 행동, 재치나 화술 등도 관계가 있기 때문에 알기 어려울 수도 있다. 하지만 당신이 알고 있는 사람들 중에서도 반드시 그런 사람이 있을 것이다. 이목구비는 그리 예쁘지 않은데도 아름답고 매력적인 사람 말이다.

과학적으로 분석하면 얼굴에 나타난 주름이나 처짐이 있는 부위와 인품이 집약되어서 분위기, 즉 매력을 만들어내고 있다고 한다.

다음 그림 중 첫 번째 그림은 '늙은 얼굴' 중에서 최악의 패턴이다. 실제 나이가 70세 이상이라면 어쩔 수 없겠지만, 이렇게 됐다면 마음은 이미 고목이나 마찬가지 상태다. 무언가 새로운 일을 시작할 기력이 없을 뿐만 아니라 내부 장기에도 적신호가 들어와 있다.

한편 두 번째 그림은 '가능하면 가까이 하고 싶지 않은 사람'으로 생각되는 '심술궂어 보이는 얼굴'인데, 심하게 말하면 귀신과 같은 무서운 얼굴이다. 이런 상태로 계속 나이를 먹게 되면 얼굴의 무서움이 더하게 되어 그 사

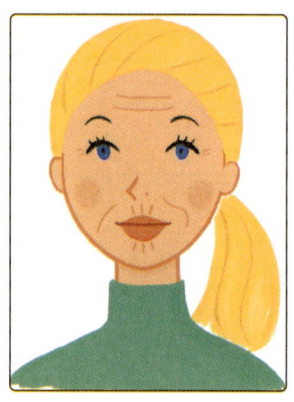
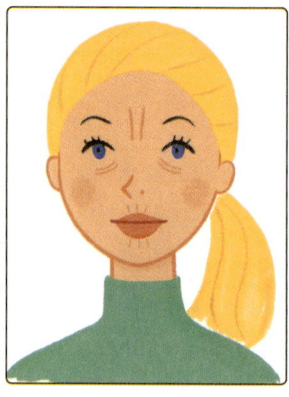
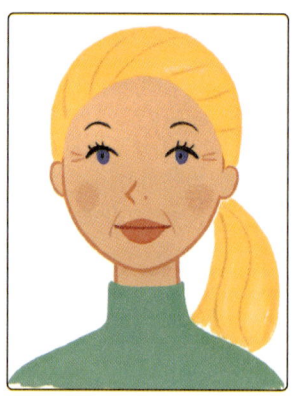

인상 연령 워스트 1
눈꼬리의 가로주름 + 입 주변의 세로주름.
가장 늙어보이는 나쁜 주름

심술궂어 보이는 얼굴 워스트 1
미간의 세로주름 + 입의 세로주름.
가장 매력 없는 나쁜 주름

연륜을 느끼게 하는 얼굴
눈가의 가로주름 + 아름다운 선. 매력을 망가뜨리지 않는 좋은 주름

람 앞에 기다리고 있는 것은 고독과 괴로움뿐이게 된다.

세로주름 없는 얼굴이 '좋은 인상' 이다

세 번째 그림은 적당한 고생과 무수한 환희를 맛본 멋진 인생을 살아온 좋은 얼굴, 좋은 주름이다. 같은 주름이라도 먼저 살펴본 두 개의 그림과는 다를 뿐만 아니라, 여성으로서의 매력을 해치는 종류의 주름도 아니다. 그 이유는 '세로주름이 없다' 라는 점에 있는데, 평소의 웃는 얼굴 덕택이라고 할 수 있다.

세로주름이 잡히고 눈코입이 얼굴 중심에 지나치게 모인 얼굴은 기본적으로 '나쁜 인상' 이다. 반대로 가로주름이 많고 눈코입이 바깥쪽으로 있는 얼굴은 '좋은 인상' 이다.

따라서 얼굴 운동으로 눈코입이 바깥쪽으로 향하도록 근육을 풀어주고 단련해 좋은 주름을 만들어 '좋은 인상' 을 만들도록 하자.

'늙은 얼굴' '불운한 얼굴'은 개선하고 예방할 수 있다

얼굴은 왜 비뚤어지나?

거울에 비친 얼굴에서 '좌우 눈의 크기가 다르다' 등과 같은 것을 느낀 적이 있는가? 이것은 얼굴이 비뚤어져 있어서 그런 것으로, 주름이나 처짐을 가져올 뿐만 아니라 몸까지 비뚤어져서 몸 전체의 나쁜 상태를 일으키기도 한다. 또 비뚤어짐은 인상을 나쁘게 해서 불운을 불러오기 때문에 빠른 개선이 필요하다.

좋지 않은 습관이나 버릇이 영향

'좌우 눈의 크기가 다르다' '한쪽 입가가 올라가 있다' 등과 같은 것은 얼굴의 좌우 균형이 나빠져 있는 상태다. 물론 100% 완전하게 좌우대칭일 필요는 없고, 사실 그런 사람도 없다. 하지만 얼굴의 좌우 불균형은 곧 몸에 불균형이 있음을 나타낸다. 얼굴이 비뚤어지면 몸도 비뚤어지고, 몸이 비뚤어지면 얼굴이 더 비뚤어지는 악순환에 빠지게 된다.

당연한 이야기지만 얼굴과 몸은 연결되어 있어서 서로 연동해 작용하고 있다.

얼굴에는 표정을 만들어내는 작은 근육(표정근)과 음식물을 씹기 위한 커다란 근육(저작근)이 있다.

좋지 않은 습관이나 버릇 등으로 좌우 어느 쪽의 근육만을 사용하게 되면 그 근육은 팽팽해지고, 사용하지 않는 쪽의 근육은 느슨해지게 된다. 이것이 비뚤어짐의 첫 번째 원인이다.

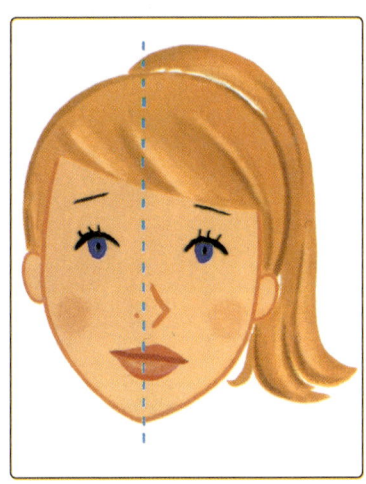

비뚤어짐에 의해 발생한 통증이나 불쾌감은 나아가 얼굴을 비뚤어지게 해 젊음과 아름다움을 파괴한다. 그리고 불운을 불러오는 '나쁜 인상'으로 만든다.

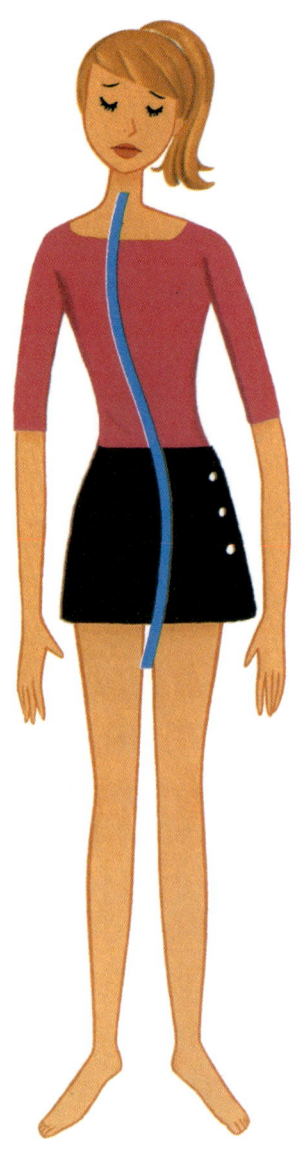

얼굴의 비뚤어짐은 몸의 비뚤어짐을 유발한다

 예를 들어 음식을 먹을 때 왼쪽 편으로만 씹는다고 하자. 그러면 왼쪽 볼의 근육이 팽팽해지고, 얼굴 전체가 왼쪽으로 잡아당겨져서 얼굴은 왼쪽으로 기운다. 머지않아 얼굴 왼쪽 편의 근육이 딱딱하게 위축되면, 오른쪽 편의 근육을 사용해서 '똑바로 해야지'라고 무의식중에 항상 움직이는 상태가 된다. 그러면 목과 어깨가 결리고 등에 통증 등이 발생하게 되는 것이다.

 게다가 기울어진 머리의 무게로 척추, 골반까지 비뚤어지게 된다. 척추가 비뚤어지면 자율신경의 혼란에 의한 불안이나 불면증, 혹은 요통이나 무릎 관절염이 생기는 경우도 있기 때문에 주의해야 한다.

좋지 않은 습관이나 버릇으로 얼굴이 비뚤어지면 척추, 골반이 비뚤어지고 나아가 통증이나 불쾌증상으로 연결된다.

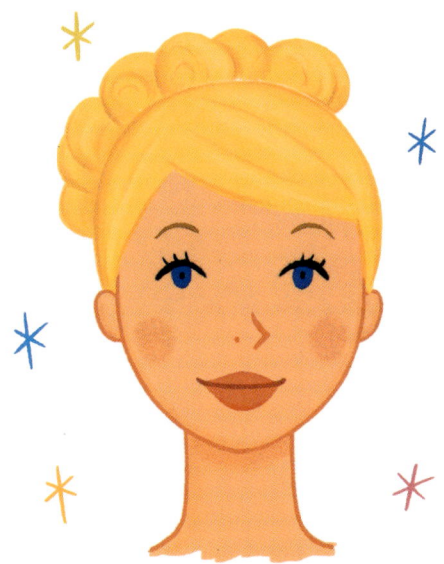

몸의 비뚤어짐은 건강을 해치고 불운을 불러온다

골반이 비뚤어지면 골반에 의해 지탱되어야 하는 자궁, 난소, 장 등의 내부 장기가 불안정해져 생리통, 난소질환, 불임증, 변비, 설사 등으로 고민하는 상황이 되기도 한다.

이처럼 통증이나 불쾌한 증상이 있으면 더욱 얼굴이 비뚤어져 기력과 매력을 동시에 잃어버리는 불행한 인생을 살게 된다.

따라서 얼굴의 비뚤어짐을 바로잡는 운동으로 자연스러운 웃는 얼굴을 되찾도록 해야 한다.

1주일 만에 효과가 나타나는 '예쁜 얼굴 테라피'로 운세를 쑥쑥 높이자

효능 01 건강하고 아름다운 얼굴을 유지한다

예쁜 얼굴 테라피의 첫 번째 목적은 '건강하고 아름다운 얼굴을 언제까지나 유지하는 것'에 있다. 건강한 얼굴이란 표정이 풍부하고 생기가 있는 얼굴을 말한다. 아름다운 얼굴이란 곧 균형 있는 얼굴이다. 비뚤어짐이 없는 얼굴이야말로 가장 아름답고 돋보이는 얼굴이다. 이런 것들을 언제까지나 유지할 수 있게 해주는 최초의 계기를 1주일에 만들 수 있다.

여성은 25세를 넘으면 자신의 얼굴은 자신이 만든다

링컨은 "남자는 40세가 되면 자신의 얼굴에 책임을 져야 한다"라고 말했는데, 이것은 여성도 마찬가지다. 단, 여성은 피부가 얇고, 출산과 육아 등 육체적으로 큰 변화를 남성보다 빨리 겪는 점 등으로 인해 25세를 터닝 포인트라고 할 수 있다. 흔히 말하는 피부의 전환점이다.

10대까지는 부모로부터 물려받은 유전적 요인, 습관, 환경 등이 그 사람의 얼굴을 만든다. 그리고 20대 전반까지는 그런 요소들이 계속된다.

그러나 25세는 자신의 인생이 드디어 자신의 것이 되는 시기다. 지금까지 쌓아온 여러 가지 경험들이 자신의 것으로서 결과가 나타나기 시작하는 중요한 시기인 것이다. 빠른 사람은 이 무렵부터 그런 결과들이 얼굴에도 나타난다. 불행한 유년기 시절을 잘라내지 못하고 질질 끌어오고 있다면 그런 얼굴로, 좋은 친구들에게 둘러싸여 충실한 하루하루를 보냈다면 그런 얼굴이 되어 있다.

하지만 당신의 얼굴이 진정한 의미에서 본래의 특성을 발휘하는 것은 30세부터이

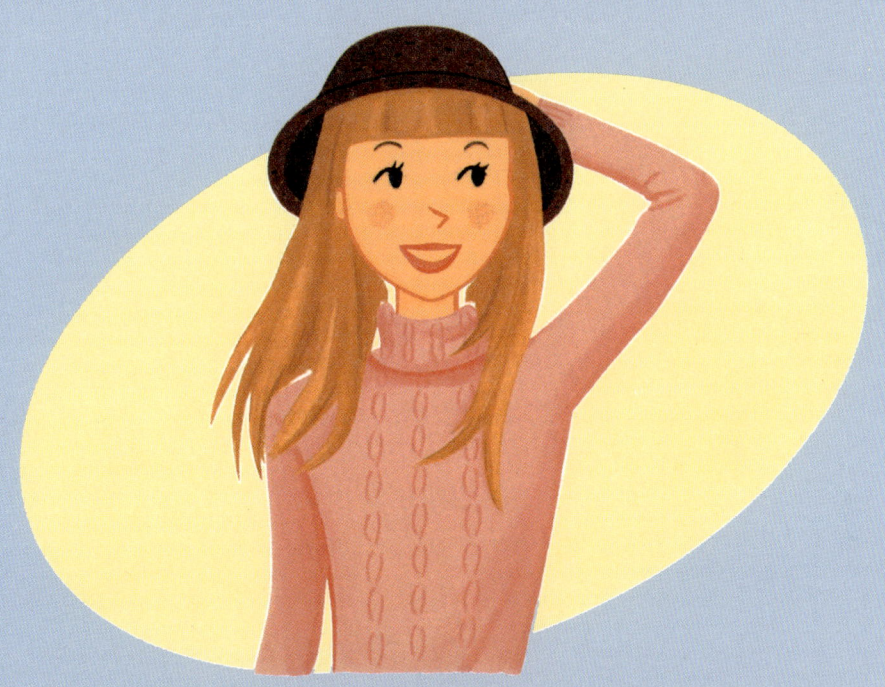

다. 빠르면 빠를수록 좋겠지만, 자신의 얼굴 만들기를 언제 시작한다 해도 늦은 때는 없다. 근육은 몇 살이 됐든 단련하면 반드시 효과가 나타나게 되어 있다.

  얼굴 만들기를 시작할 때 필요한 것은 '어떤 얼굴이 될까' 혹은 '어떤 얼굴이 되고 싶은가' 하는 이미지를 갖는 것이다.

  예쁜 얼굴 테라피에서는 첫 번째로 '건강하고 아름다운 얼굴'을 목표로 한다. 건강한 얼굴이란 표정이 풍부하고 생기발랄한 얼굴을 말한다. 무표정이야말로 가장 좋지 않은 불건강한 얼굴이다. 아름다운 얼굴이란 균형미이다. 비뚤어짐이 없는 얼굴이야말로 '아름다운 얼굴'이라 할 수 있다. 근육을 풀어주어 균형을 맞춰나가면 몸의 비뚤어짐까지 없앨 수 있다.

효능 02 행운을 부르는 '좋은 얼굴'을 만든다

사람에 따라 '좋은 얼굴'이라고 보는 기준은 모두 제각각이지만, 예쁜 얼굴 테라피에서는 무라카미식 카이로 관상학에 의거해서 보기 좋은 것에 더해 균형이 좋은 것을 중시한다. 그리고 발랄한 눈코입, 피부의 윤기, 풍부한 표정 등도 함께 본다. 또 좋은 얼굴 만들기에는 하루 1회의 명상도 필요하다.

30년에 걸친 인간관찰의 집대성, 무라카미식 관상학에서 '좋은 얼굴'이란

일본에서 카이로프라틱(약을 사용하지 않고 본래 가지고 있는 치유력과 면역력을 높이는 손기술에 의한 자연요법)을 널리 알린 무라카미 가즈오 씨(문부과학성 선진적 교육개발사업 추진위원장·전국 카이로프라틱사협회 회장)는 30년에 걸쳐 환자와 접하고, 인간관찰을 해왔다. 그리고 균형이야말로 아름다움이라는 결론에 이르게 되었다고 말한다.

"우선 자세인데요, 자신감이 없어보이는, 다시 말해 아래쪽을 보는 자세를 하고 있는 사람은 몸이 비뚤어져 있어요. 혹은 복근과 대퇴근(대퇴의 근육)이 약해서 기운이 없어요. 그런 사람들을 오랜 시간 관찰하고 있으면 운기가 완전히 신통치 않아요"라고 그는 말한다.

또 '좋은 얼굴'이란 어떤 얼굴인가 라는 질문에 "균형이 좋고, 비뚤어짐이 없고, 얼굴의 각 부위가 생기 있어야 해요. 또 피부에 윤기가 흘러서 건강한 혈색이고, 표정이 풍부해야 합니다. 나는 다른 사람들에게 보여지는 것에 의해 얼굴이 점점 변해서 아름다워지는 사례를 여러 번 봐 왔어요. 얼굴의 각 부위가 설령 예쁘지 않아도 인기가 있는 배우는 많이 있습니다. 일반인의 경우도 마찬가지예요. 개성이 빛나는 것이 중요해요. 정신이나 교양과 같은 내면으로부터 배어나오는 아름다움, 아부하거나 의존하지 않는 독립자존의 삶의 방식도 얼굴에 나타나요"라고 답한다.

더불어 그는 명상도 중요하다고 강조한다. "명상을 하면 뇌내에 알파파(α波)가 넘쳐

| 부위별 '좋은 얼굴' |

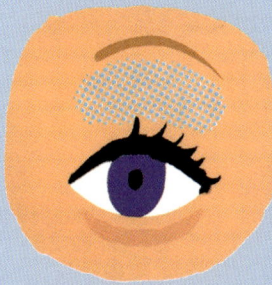

눈
◀좌우의 눈의 크기·위치가 일치하고, 눈 아래가 부드럽게 부풀어 있을 것. 눈썹은 아름다운 활 모양을 그리고 있고, 눈썹과 눈 사이가 빛나고 처짐이 없다.

코
▶콧날이 구부러지지 않았다. 콧구멍은 둥글고 작은 편이 좋고, 콧방울의 크기가 가지런하고, 코끝이 둥글다.

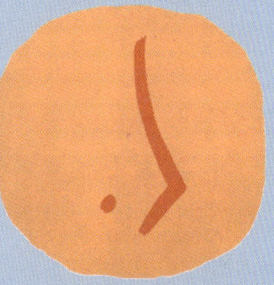

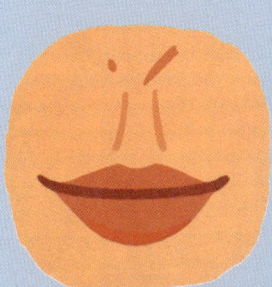

입
◀입아귀가 좌우 균형이 맞게 올라가고, 끊임없이 미소를 짓는 듯한 모양을 하고 있다. 윗입술과 아랫입술의 두께는 거의 균등하다.

볼
▶가장 좋은 모습은 보조개가 있는 볼(한쪽만이라도 괜찮다). 볼은 윤기가 있고, 건강한 밝은 색깔이고, 협골의 튀어나온 곳이 높은 위치에 있고, 처짐이 없다.

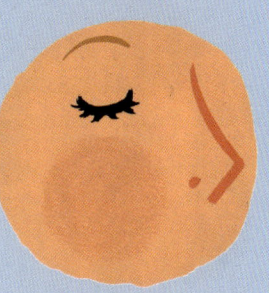

흘러 깊은 평안을 얻을 수 있는데, 이때는 누구든 좋은 얼굴이 되어 있어요. 명상을 하면 스트레스도 없어지고, 면역력도 높아지고, 두뇌의 작용도 좋아져요."

무라카미식 명상법은 매우 간단하다. "의자에 앉든 바닥에 정좌를 하고 앉든, 등줄기를 곧게 펴고 앉아서 어깨의 힘을 빼고 복식호흡을 합니다. 될 수 있는 한 천천히 코로 숨을 들이마시고 30초에 걸쳐 입으로 천천히 숨을 뱉는 것을 목표로, 하루에 10분 정도 합니다."

옛날부터 좋은 얼굴을 가진 사람들은 모두 명상을 했다는 설도 있으니, 운동 후에는 반드시 명상을 하는 습관을 만들어보는 것이 어떨까?

비뚤어짐을 바로잡으면
자연치유력이 높아진다

몸 상태가 나쁜 것은 나이 탓이 아니라 비뚤어짐 탓이다

앞서 살펴본 1주일간의 체험 사례도 그랬지만, 자신의 비뚤어짐을 알지 못하는 경우는 적지 않다. 어깨결림이나 요통, 습관처럼 나는 뾰루지나 여드름, 피부 거칠어짐이 설마 비뚤어짐에 의한 것이라고는 생각하지 못하는 사람이 많다.

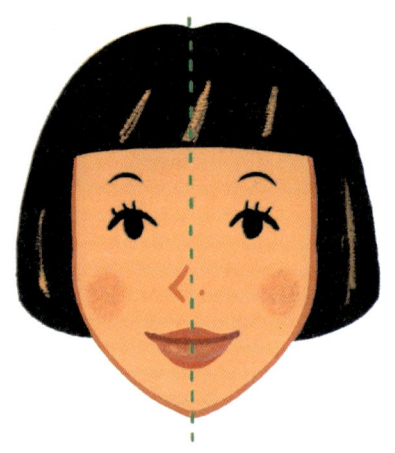

얼굴의 비뚤어짐을 빨리 바로잡고 싶다면 얼굴 운동을 중점적으로
비뚤어짐은 몸에서 발생하는 경우와 얼굴에서 발생하는 경우가 있는데, 그것을 바로잡을 때는 우선은 몸부터 먼저 하는 편이 효과적이다. 하지만 비교적 비뚤어진 상태가 가벼운 사람이나 젊은 사람, 그리고 조금이라도 빨리 얼굴의 비뚤어짐을 바로잡고 싶은 사람이라면 얼굴 운동을 중점적으로 하자.

그렇다면 어째서 비뚤어짐을 바로잡으면 건강미를 되찾을 수 있는 것일까? 포인트는 '회복력을 되살리는 것'에 있다. 척추의 비뚤어짐이나 골반의 어긋남은 신경계통을 압박하거나 내부 장기의 형태를 망가뜨려 기능을 저하시키는 등 본래 우리가 가지고 있는 자연치유력을 다양한 측면에서 방해한다. 신경쓰이는 몸의 나쁜 상태는 '나이를 먹어서'가 아니라 자연치유력이 저하되었기 때문이다.

비뚤어진 상태가 가벼운 정도일 때는 비교적 가벼운 증상으로 우리 몸은 신호를 보내지만, 그것에 대처하지 않으면 비뚤어짐은 더욱 심각해진다. 그

프로 테라피스트의 강력 테크닉

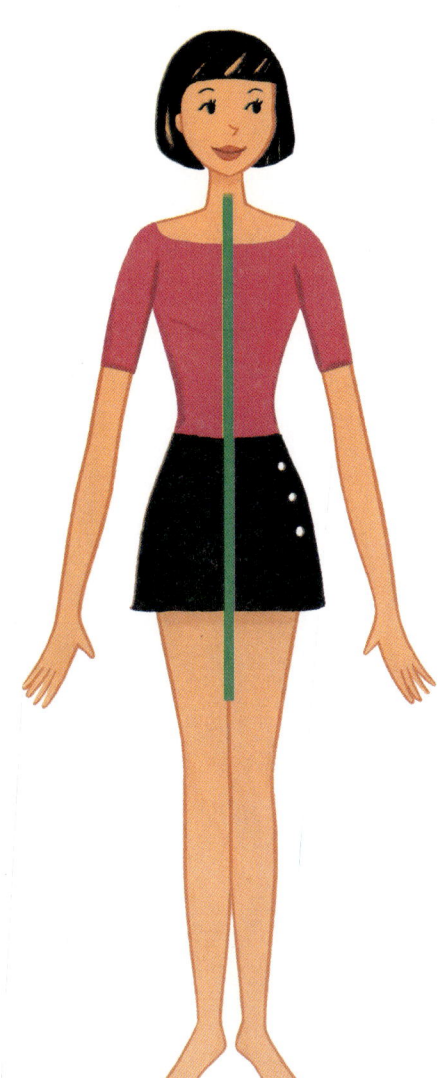

러면 얼마 지나지 않아 본래의 회복력(면역력)이 약해져 상처가 잘 낫지 않거나, 감기에 잘 걸리고 게다가 감기가 웬만해서는 낫지 않고, 항상 안색이 좋지 않은 등 사람에 따라서는 건강이 크게 나빠지는 경우도 있다. 그러나 이것들은 진짜 '노화'에 의한 것이 아니다. 그렇기 때문에 바로잡을 수 있다.

무라카미식 카이로프라틱 이론에 기초한 '근육 풀어주기'를 실시해서 일단 비뚤어짐을 없애는 방향으로 의식을 집중시키면, 신경계통은 정상적으로 움직이고 호르몬 계통이 활발해진다.

또 세포가 생생하게 되살아나서 신진대사가 왕성해져, 피부도 표정도 점점 좋아진다. 몸도 가벼워져서 활동적으로 되기 때문에 설레는 마음을 갖게 되고, 41쪽과 같은 '좋은 얼굴'을 가질 수 있게 된다.

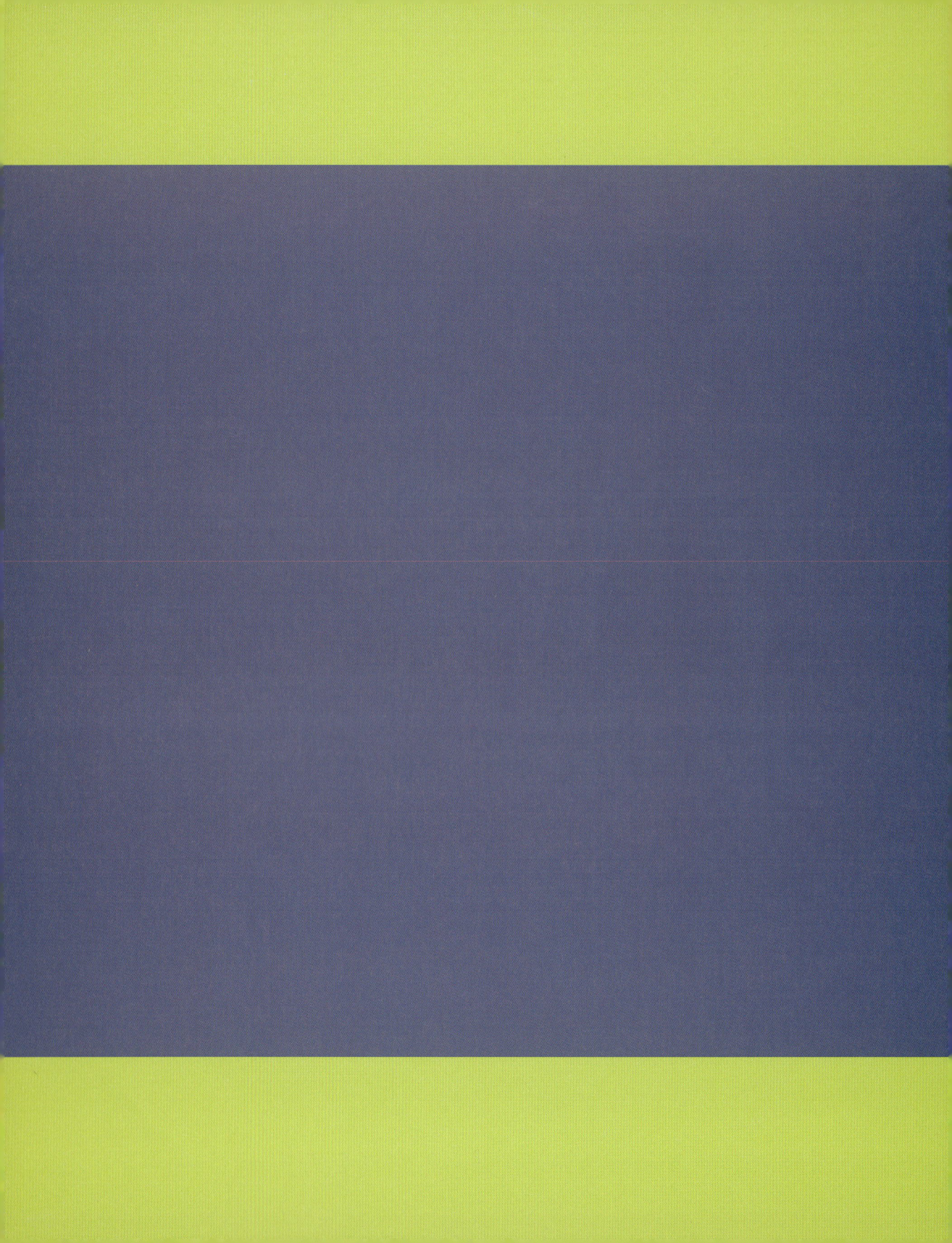

chapter 03

1주일 만에 만들자
행운을 불러오는 예쁜 얼굴 테라피

| 실전편 |

1주일 만에 행운을 불러오는 예쁜 얼굴 테라피의 실전편은 2부로 구성되어 있다. 전반부는 '근육을 풀어서 골반과 척추의 비뚤어짐을 없애는' 카이로프라틱 이론에 기초한 전신 운동이다. 기본 3가지 운동을 매일의 습관으로 만들자. 후반부는 얼굴 운동이다. 여기에서는 지금 신경쓰이는 비뚤어짐이나 고민되는 부위에 따라서 여러 종류를 선택한다. 전신과 얼굴 양쪽에서 비뚤어짐에 접근함으로써 상승효과를 얻을 수 있다. 처음 1주일은 매일 하도록 하자. 운동은 계속하는 것이 중요하다. 1주일이 지나면 1~2일 간격 정도로, 혹은 피곤할 때는 무리하지 않으면서 오래 지속할 수 있도록 해서, 내면부터 빛나고 운세도 향상되는 '좋은 얼굴'을 만들도록 하자.

얼굴 비뚤어짐·표정근의 쇠퇴를 체크해서 자신의 상태를 알자

■ 얼굴의 비뚤어짐 체크 ■

협골의 높이로 본다 — 비뚤어짐 체크 01

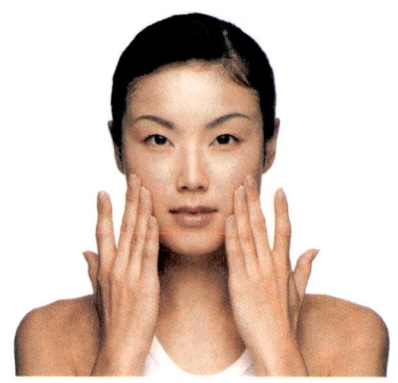

방법

01 정면을 향하고 눈을 감는다.

02 양손의 중지와 검지를 좌우 눈꼬리에 놓고, 양쪽에서 동시에 천천히 신중하게 볼을 쓰다듬으면서 아래로 미끄러뜨려 좌우 협골의 가장 높은 곳에서 손가락을 멈춘다.

03 눈을 뜨고 거울을 보며 좌우 손가락의 위치를 확인한다.

진단
좌우 손가락이 일직선상에 있다면 문제는 없다. 하지만 상하로 어긋나 있다면 비뚤어짐이 있는 것이다.

입가로 본다 — 비뚤어짐 체크 02

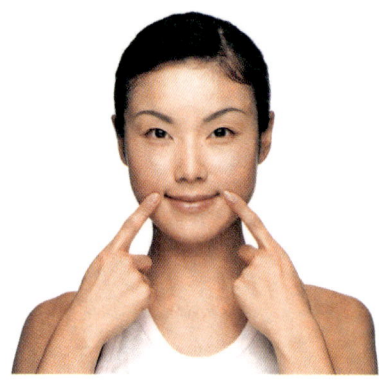

방법

01 정면을 향하고 눈을 감는다. 입은 다물고 양손의 검지를 좌우의 입아귀에 댄 채 이가 보이지 않도록 미소짓는다.

02 눈을 뜨고 입가를 관찰한다.

진단
좌우 입아귀를 보고, 높이가 같다면 오케이. 한쪽 편만 올라가 있으면 비뚤어짐이 있는 것이다. 또 입술의 중심에서 왼쪽 입아귀까지와 입술의 중심에서 오른쪽 입아귀까지의 각각의 길이가 같다면 역시 오케이. 만약 한쪽 편이 길다면 비뚤어짐이 있는 것이다.

커다란 거울 앞에 서서 어깨의 힘을 빼고 몸의 긴장을 풀어준다. 이 체크를 통해 운동효과도 확인할 수 있으므로 매일 실시하는 것이 이상적이다.

귀의 높이로 본다   비뚤어짐 체크 03

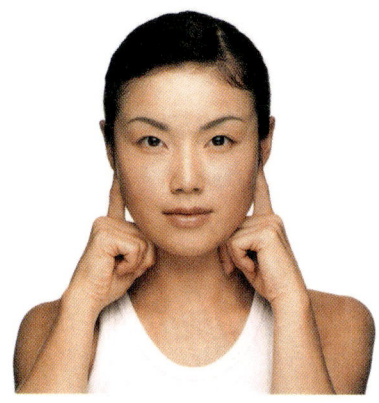

방법

01 정면을 향하고 눈을 감는다.

02 검지를 사용해 좌우 각각의 귓구멍에 손가락의 끝부분을 가볍게 걸친다.

03 눈을 뜨고 손가락의 높이를 확인한다.

진단
손가락의 높이가 같다면 아무 문제없다. 높이가 다른 사람은 위턱뼈에 문제가 있는 것이다. 맞물림이나 볼 근육의 불균형이 일어나 있는 상태로 얼굴이 상당히 비뚤어져 있다.

턱의 움직임으로 본다   비뚤어짐 체크 04

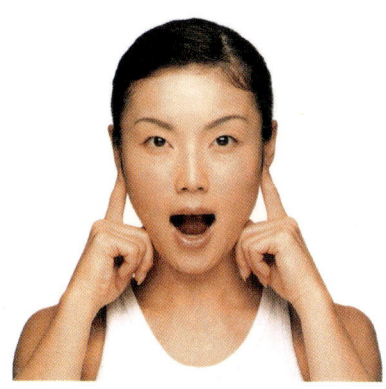

방법

01 체크 3과 마찬가지로 검지의 끝부분을 귓구멍에 걸친다.

02 그 상태에서 입을 상하로 크게 4~5회 벌렸다 다물었다 한다.

진단
부드럽게 벌렸다 다물었다 할 수 있다면 문제는 없다. 그러나 벌렸다 다물었다 하는 것이 부드럽지 못하고, '덜컥' '삐걱삐걱' 하는 소리가 나거나, 턱이 좌우로 어긋나거나, 턱이 빠질 것 같은 느낌이 들거나 하는 경우에는 악관절에 비뚤어짐이 있는 것이다.

얼굴 비뚤어짐 · 표정근의 쇠퇴를 체크해서 자신의 상태를 알자

■ 표정근의 쇠퇴 체크 ■

협골의 쇠퇴 체크
✻
긴 면류를
빨아들여본다

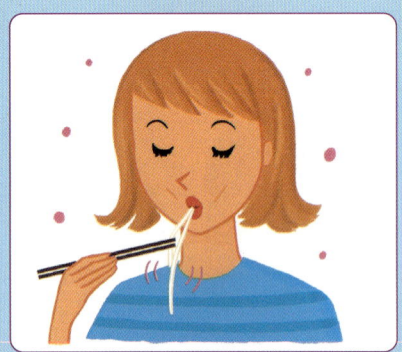

**안륜근 · 소협골근의
쇠퇴 체크**
✻
윙크를 해본다

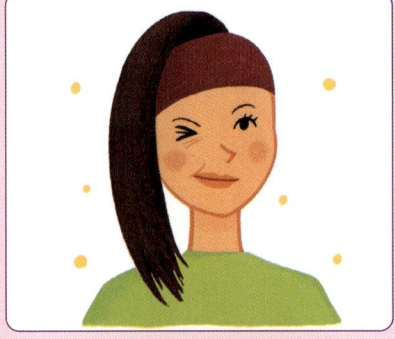

**대협골근 · 이근의
쇠퇴 체크**
✻
입의 개폐
상태로 본다

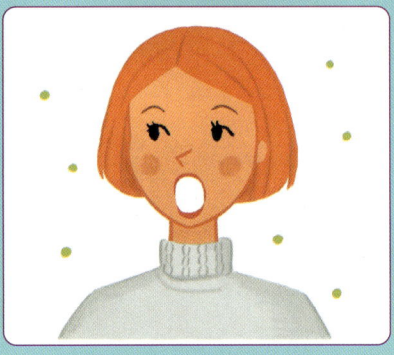

"비뚤어졌다는 게 어떤 거야?"라며 비뚤어진 것에 대해 자각하지 못하는 사람이 많다. 당신의 비뚤어짐은 어느 정도인지 스스로 체크해보자.

방법
01 길이 15cm 이상인 면류(우동, 메밀국수, 라면 등)를 준비한다.
02 면의 끝을 입에 물고 후루룩 빨아들여본다.

진단
15cm 정도를 한번에 무리없이 빨아들일 수 있다면 표정근의 쇠퇴는 걱정하지 않아도 된다. 반 정도밖에 빨아들일 수 없다면 표정근 연령은 50대. 3분의 1 정도만 빨아들였다면 표정근의 연령은 60세를 넘긴 상태다.

방법
01 거울 앞에 서서 가볍게 미소짓는다.
02 입술을 다문 채로 오른쪽 눈으로 확실하게 윙크를 하고 7초간 유지한다.
03 마찬가지로 왼쪽 눈도 해본다.

진단
양쪽 눈 모두 무리없이 윙크를 할 수 있다면 오케이. 윙크한 눈이 씰룩씰룩하고 경련이 일어난다면 그 사람은 눈 주변과 볼의 표정근이 쇠퇴한 것이다. 또 한쪽만 씰룩거린다면 비뚤어짐이 있는 것이다.

방법
01 거울 앞에 서서 정면을 향한다.
02 입을 상하로 크게 10회 벌렸다 다물었다 한다. 이것을 1분에 3세트 실시한다. 입을 다물 때는 반 정도 벌리지 말고 분명하게 다문다.

진단
시간 내에 3세트를 무리없이 할 수 있다면 문제없다. 입을 벌리고 다무는 것이 부드럽지 않고, 도중에 하는 것이 힘들어지는 사람은 이 부분의 표정근이 쇠퇴한 것이다.

전신 기본 운동

one 골반과 척추의 비뚤어짐을 고친다

'다리를 꼬는 버릇이 있다' '요통과 생리통이 있다' 와 같은 고민을 해소하면서 골반과 척추를 바르게 하고, 얼굴의 비뚤어짐에 접근하는 운동. 허리나 하복부를 가늘게 하고 싶은 사람에게도 효과가 있다.

허리를 좌우로 내밀기만 하면 되는 **초급편**
힙본 트위스트

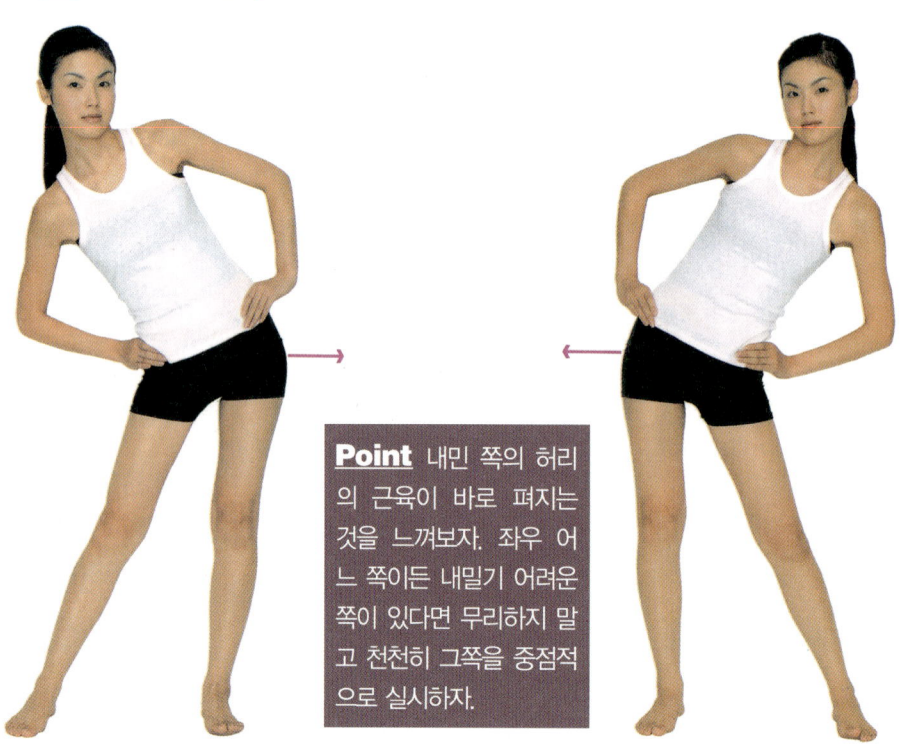

Point 내민 쪽의 허리의 근육이 바로 펴지는 것을 느껴보자. 좌우 어느 쪽이든 내밀기 어려운 쪽이 있다면 무리하지 말고 천천히 그쪽을 중점적으로 실시하자.

01 양발은 어깨 너비보다 약간 넓게 벌리고 서서 양손은 허리에 둔다. 발이 바닥에서 떨어지지 않도록 주의하면서 허리를 왼쪽 방향으로 내민다.

02 허리를 원래 위치로 가져온 다음, 이번에는 오른쪽 방향으로 내민다. 왕복 10회를 1세트로 해서 3세트 실시한다.

크게 움직여서 효과가 좋은 **중급편**
힙본 턴

> **Point** 기분 좋게 느껴지는 부분과 가벼운 통증이 있는 곳은 특히 천천히 근육을 펴주도록 한다.

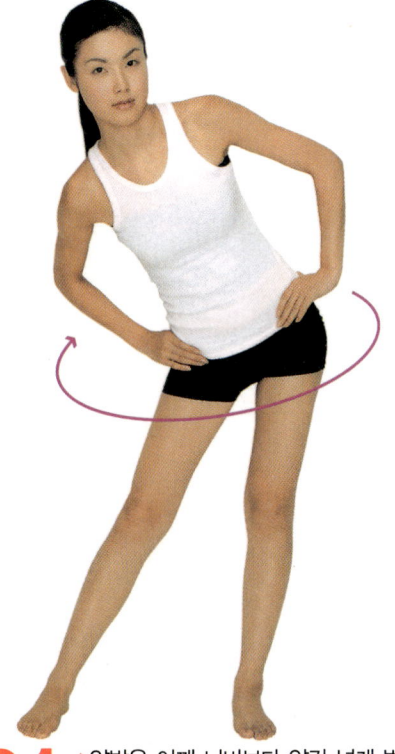

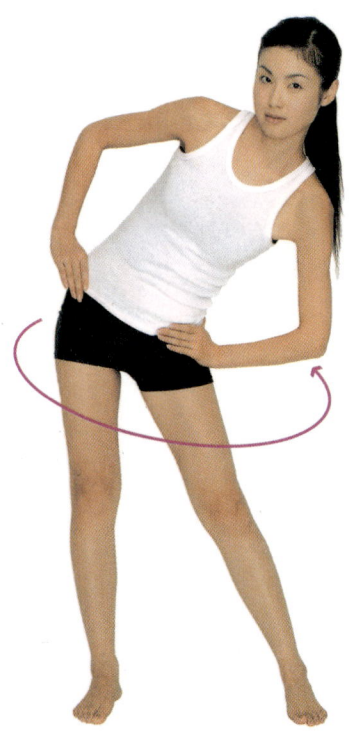

01 ▲양발은 어깨 너비보다 약간 넓게 벌리고 서서 양손은 허리에 둔다. 우선 앞으로 허리를 내밀고 될 수 있는 한 크게 회전해서 천천히 오른쪽으로 3회 돌린다.

02 ▶이번에는 왼쪽으로 3회 돌린다. 좌우 각각 3회씩을 1세트로 해서 5~10세트 실시한다.

전신 기본 운동

two 목과 어깨 주변의 근육을 풀어준다

'정면을 향하고 있다고 생각하는데 고개가 기울거나 한다' '어깨결림이 있다' 와 같은 고민을 해소할 수 있고, 얼굴의 비뚤어짐에 직접적으로 효과가 있는 운동. 의자에 앉은 채로도 할 수 있기 때문에 하루 종일 책상 앞에서 일하는 사람도 잠시 짬을 내어 할 수 있다.

회전하는 힘으로 다이내믹하게 풀어준다
리스트홀드 트위스트

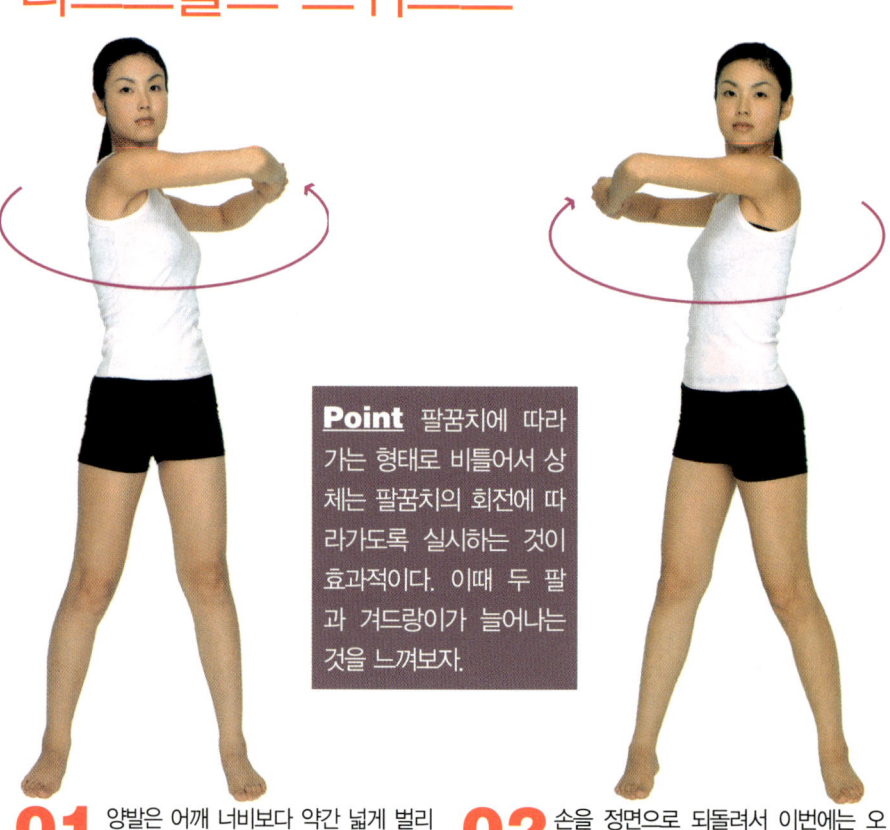

Point 팔꿈치에 따라가는 형태로 비틀어서 상체는 팔꿈치의 회전에 따라가도록 실시하는 것이 효과적이다. 이때 두 팔과 겨드랑이가 늘어나는 것을 느껴보자.

01 양발은 어깨 너비보다 약간 넓게 벌리고 선대(의자에 앉아서 하는 경우에는 깊숙이 들여 앉는다). 왼손으로 오른손 손목을 잡고 목 높이에서 정면 방향으로 놓는다. 왼쪽 팔꿈치에 힘을 넣어서 상체를 왼쪽 방향으로 비튼다.

02 손을 정면으로 되돌려서 이번에는 오른쪽 팔꿈치에 힘을 넣어서 오른쪽 방향으로 비튼다. 이번에는 오른손으로 왼손 손목을 잡고 마찬가지로 실시한다. 각각 3~5회씩 왕복, 3세트 실시한다.

앞뒤 힘으로 수직 방향으로 풀어준다
넥 벤드

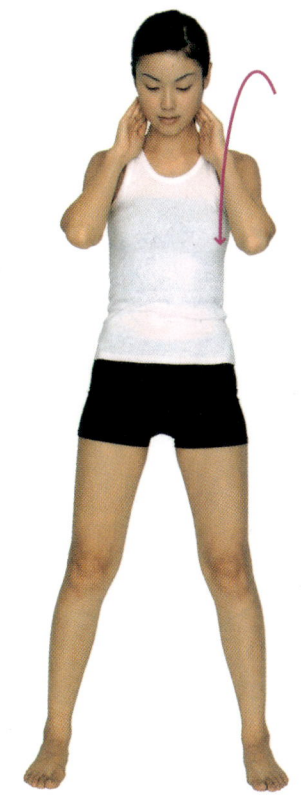

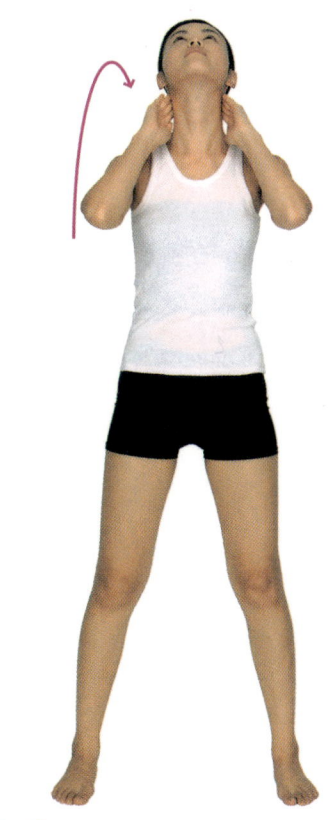

01 양발은 어깨 너비보다 약간 넓게 벌리고 선다(의자에 앉아서 하는 경우에는 깊숙이 들여 앉는다). 정면을 향하고 검지·중지·약지 세 손가락으로 경추(목의 뒤쪽에 있는 뼈)의 양쪽을 누른다. 머릿속에서 1부터 숫자를 세면서 천천히 고개를 앞으로 숙이고, 10에서 멈춘다. 이때 입으로 숨을 내뱉으면서 하면 좋다.

02 고개를 정면으로 되돌려서 같은 식으로 10을 세며 숨을 들이쉬면서 고개를 뒤로 젖힌다. 될 수 있는 한 턱이 높은 위치에 오도록 의식하면서 한다. 왕복 10회 정도 실시한다.

Point 손가락으로 누르는 포인트는 머리와 목의 경계가 기본이지만, 눌러서 기분이 좋은 곳을 찾아서 실시해도 괜찮다.

전신 기본 운동

three 대흉근을 풀어서 단련한다

가슴의 근육은 의외로 딱딱해져 있다. 여기서 배우는 2개의 동작은 대흉근을 단련함과 동시에 견갑골 주변을 풀어줘서 결림을 해소하고, 경직되지 않은 자연스러운 웃는 얼굴을 만들 수 있게 해준다.

작은 동작으로 효율적으로 풀어준다
리스트홀드 푸시업

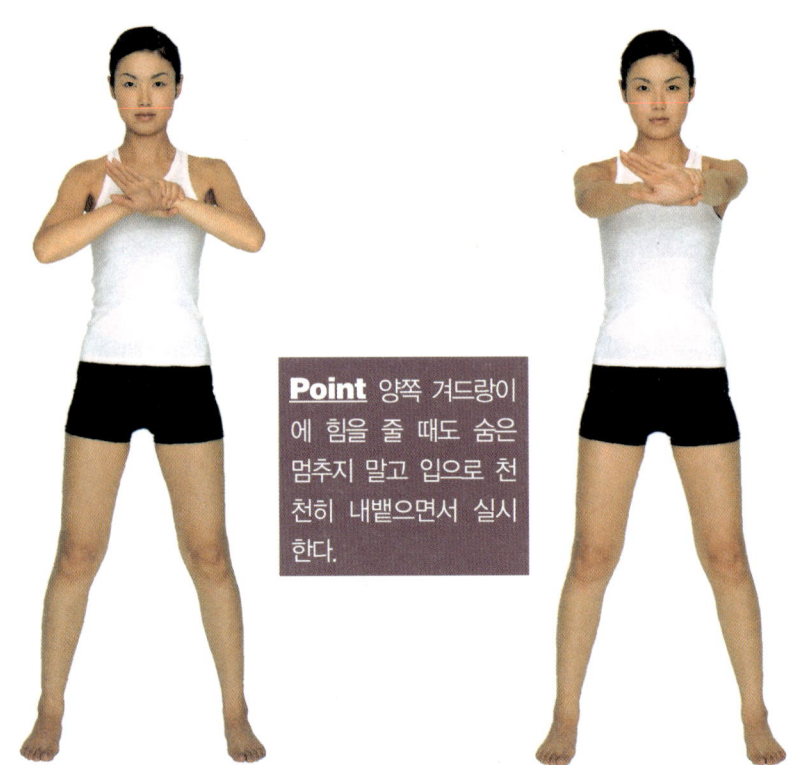

Point 양쪽 겨드랑이에 힘을 줄 때도 숨은 멈추지 말고 입으로 천천히 내뱉으면서 실시한다.

01 양발은 어깨 너비보다 약간 넓게 벌리고 선다(의자에 앉아서 하는 경우에는 깊숙이 들여 앉는다). 팔꿈치를 구부려서 양손을 가슴 높이에서 전방에 놓고 오른손으로 왼손 손목을 잡는다.

02 숨을 내뱉으면서 천천히 팔꿈치를 앞으로 편다. 다 펴기 일보직전에 멈추고 양쪽 겨드랑이 사이에 가슴을 끼우는 것처럼 이미지를 그리면서 힘을 주고 7초간 유지한다. 반대쪽도 마찬가지로 해서, 좌우 각각 5~10회 실시한다.

큰 동작으로 더욱 효과 업
싯&바우

> **Point** 숨을 내뱉으면서 절을 하는 것과 같은 요령으로 실시하자. 단, 시선은 아래가 아닌 앞을 향한다.

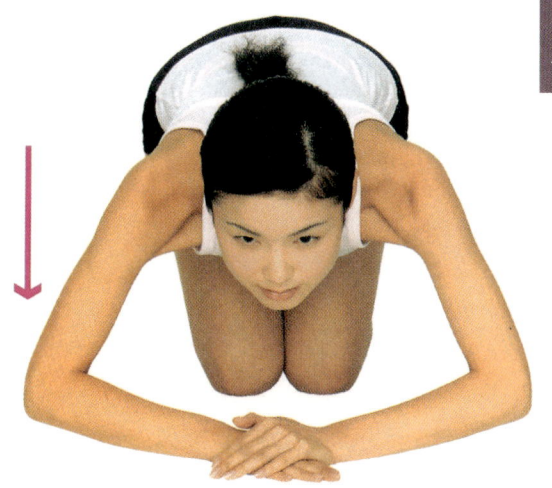

01 ▲정좌한 자세를 취하고, 발끝을 올려서 엉덩이를 발꿈치보다 높이 띄운다. 얼굴 아래에 양손을 모으고, 양팔은 가능한 한 팔꿈치까지 바닥에 붙인다.

02 ▶입으로 숨을 들이쉬면서 양손으로 바닥을 누르는 요령으로 천천히 팔꿈치를 펴면서 얼굴을 올린다. 이 상태에서 7초 유지한 후에 코로 숨을 내뱉으면서 1의 상태로 돌아간다. 왕복 10회 실시한다.

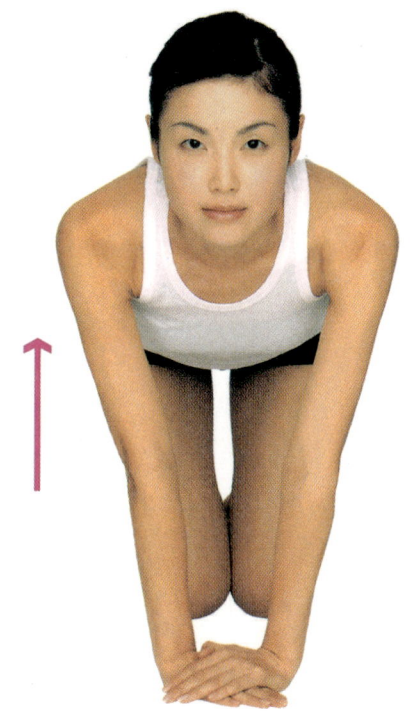

몸을 풀어주어 비뚤어짐을 없애면 얼굴의 비뚤어짐도 사라진다

몸 상태도 좋아지고 대인관계도 개선된다

　인간의 몸은 근육·골격계, 신경계, 혈관계, 내장 등으로 이루어져 있는데, 이것들은 서로 연결되어서 기능을 분담하고 있다.

　그 중에서도 근육·골격계는 특히 밀접한 관계에 있다. 예를 들어 현대인들 대부분이 비뚤어져 있다고 하는 '골반'이라는 뼈의 집합체(골격)에는 직접 연결되어 있는 근육과 간접적으로 연결되어 있는 근육이 있다. 나아가 이 근육들은 신경과 내장에 항상 작용하고 있다.

　그러나 신경과 내장이 정상적으로 기능하도록 지탱하고 있어야 할 근육이 쇠퇴해서 느슨해지거나 결려서 딱딱해져 있으면 본래의 기능을 할 수 없다. 이렇게 되면 신경과 내장에 문제가 발생해 병으로 발전한다.

　또 한편으로는 연결부위의 끝에 있는 다른 근육을 지나치게 잡아당기거나 수축되게 해서 몸 전체에 커다란 비뚤어짐을 만들어버리고 만다. 이런 상황은 얼굴에서도 마찬가지로 일어난다. 가슴과 어깨의 근육이 딱딱해져서 결림이 있는 상태면 얼굴의 근육도 잡아당겨져서 웃는 얼굴을 망가뜨리는 근육의 경직과 경련, 혹은 나쁜 인상을 만드는 비뚤어짐이 발생하게 된다.

　일반적인 관상과 인상에서는 얼굴을 독립적인 것으로 보고, 통계학 등을 기반으로 그 사람의 미래와 대처법을 알아내려고 한다.

　그러나 '무라카미식 카이로 관상학'은 카이로프라틱 이론에 기초해 '근육으로

프로 테라피스트의 강력 테크닉

■ 얼굴과 몸의 근계도 ■

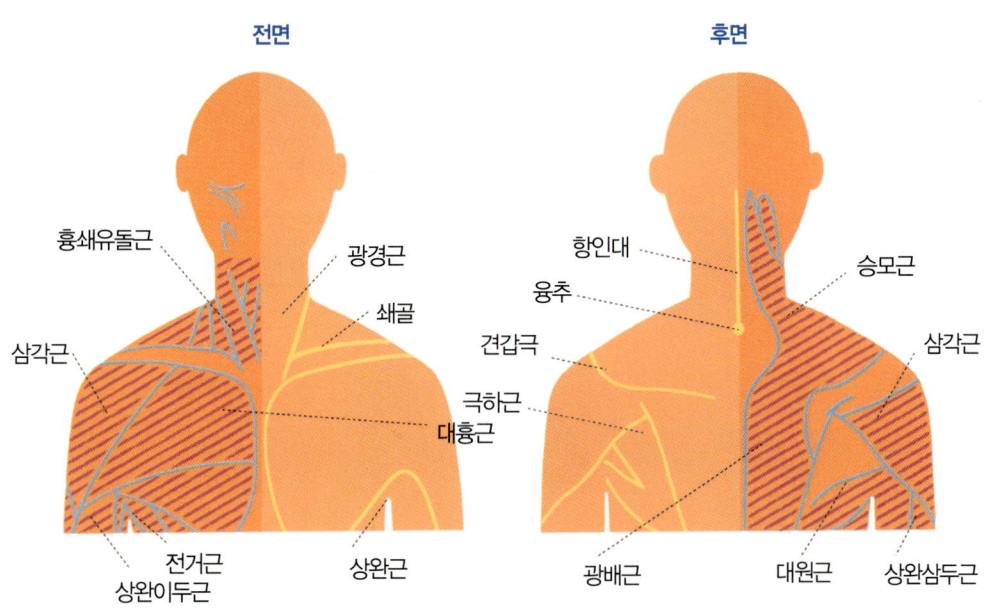

연결되어 있는 몸의 일부'로서 얼굴을 본다. 그렇기 때문에 과학적으로 병을 알고 그것을 낫게 하는 방법을 알 수 있다.

이 책에서 소개하는 운동을 계속하면 우선 몸 상태가 좋아지고, 정신적으로도 적극적으로 변해 대인관계도 개선되고, 눈에 보이게 운세가 열리는 것을 느끼게 된다.

행복운을 상승시키는 부위별 운동

얼굴전체 01 얼굴의 비뚤어짐을 바로잡는다
죠 텅

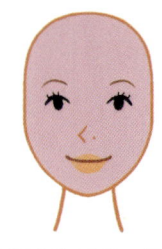

이 부분을 의식해서

얼굴의 근육 전부

Point 근육을 신축시켜 비뚤어짐을 없애는 동작이다. 표정근을 깨우기 때문에 잠자리에서 일어나 세수할 때나 화장하기 전에 하면 효과적이다. 사무실에서 하루 종일 책상 앞에 붙어서 일하는 탓에 무표정해지는 경우에도 할 수 있다. 얌전하게 혀를 조금만 내미는 정도로 하면 의미가 없다. 대담하게 혀를 내밀어야 효과가 있다.

01 거울 앞에 서서 정면을 향한다.

03 왼쪽의 입아귀로 가능한 한 혀를 길게 내민다. 손바닥을 얼굴에 대서 전체적으로 힘이 들어가 딱딱해져 있는지를 확인한다. 오른쪽 볼에 힘이 들어가 있지 않은 경우는 더욱 크게 입을 벌려서 7초간 유지한다.

02 될 수 있는 한 입을 크게 벌린다.

04 반대쪽도 마찬가지로 해서 좌우 바꿔가며 각각 3회씩 실시한다.

OPTION

밤에 긴장을 풀고 싶 때는 볼의 근육을 풀어주자

그날의 피로는 그날 풀라는 말이 있는데, 이것은 얼굴도 마찬가지다. 특히 중요한 것은 근육의 긴장을 풀어주는 것. 다음 동작이 아주 효과적이다.

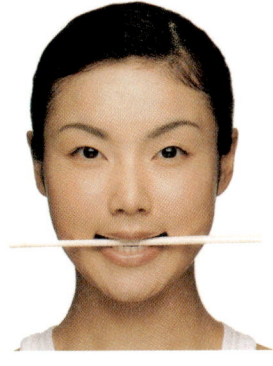

01 의자에 앉든지, 큰 대(大)자로 누워 전신의 긴장을 푼다.

02 나무젓가락을 입에 물고(너무 어금니로 물지 않도록 한다), 코로 숨을 들이쉬고 입으로 천천히 뱉는다. 5분간 실시한다.

행복운을 상승시키는 부위별 운동

얼굴전체 02

얼굴의 처짐을 없앤다
넥 벤드

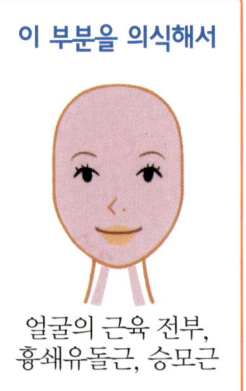

이 부분을 의식해서

얼굴의 근육 전부, 흉쇄유돌근, 승모근

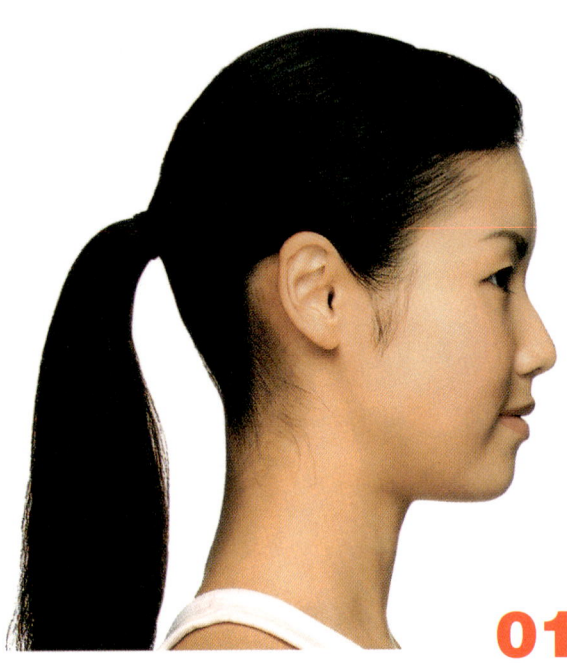

01 정면을 향하고 양눈을 크게 뜬다. 입아 귀를 위로 올려서 웃는 얼굴을 만들고, 입을 "이~"를 발음하는 요령으로 옆으로 벌린다.

Point 웃는 얼굴을 유지한 채로 실시하는 동작이므로 긴장하지 말고 편한 마음으로 하자. 고개를 뒤로 젖혔을 때 처음 3초는 목의 앞쪽이 쭉 펴지는 것을 충분히 느끼고, 나머지 4초는 목의 뒤쪽에서 견갑골 주변을 늘이는 이미지를 그린다. 머리로 피가 조금 몰리는 경우도 있기 때문에 1의 상태로 돌아갈 때는 천천히 한다.

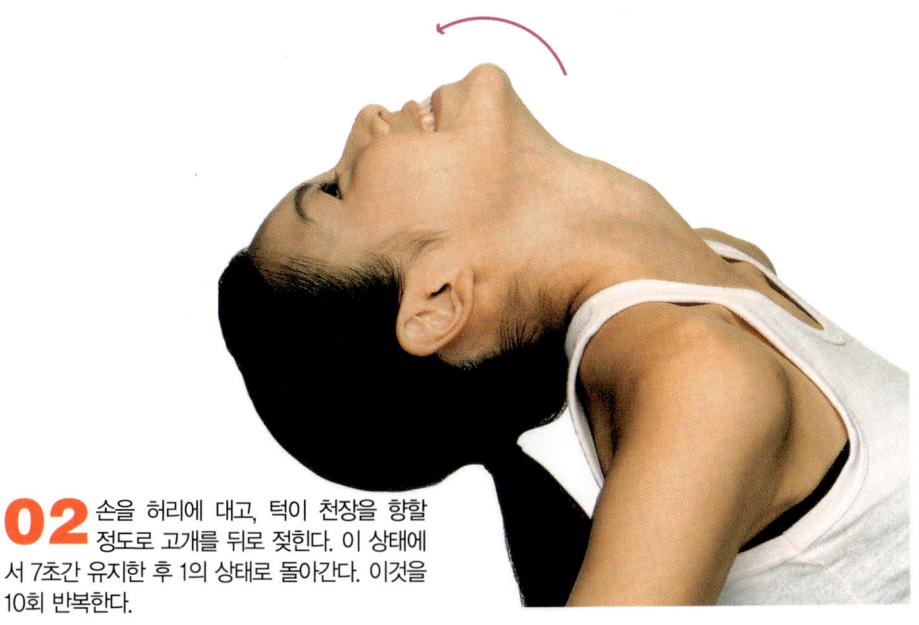

02 손을 허리에 대고, 턱이 천장을 향할 정도로 고개를 뒤로 젖힌다. 이 상태에서 7초간 유지한 후 1의 상태로 돌아간다. 이것을 10회 반복한다.

OPTION

전신으로 하는 넥 벤드의 강한 버전

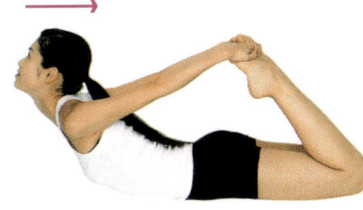

넥 벤드는 전신의 스트레칭과 함께 하면 목의 처짐에도 효과적이다. 단, 무리는 금물이다. 요통이 있는 사람은 피한다.

01 엎드려서 등 위로 양발의 발끝을 모은다.
02 이 상태에서 넥 벤드 동작을 실시한다. 7초간 유지한 후에 엎드린 상태로 돌아간다. 이것을 5회 반복한다.

행복운을 상승시키는 부위별 운동

얼굴전체
03

얼굴선을 끌어올린다
몽키 페이스

행복운

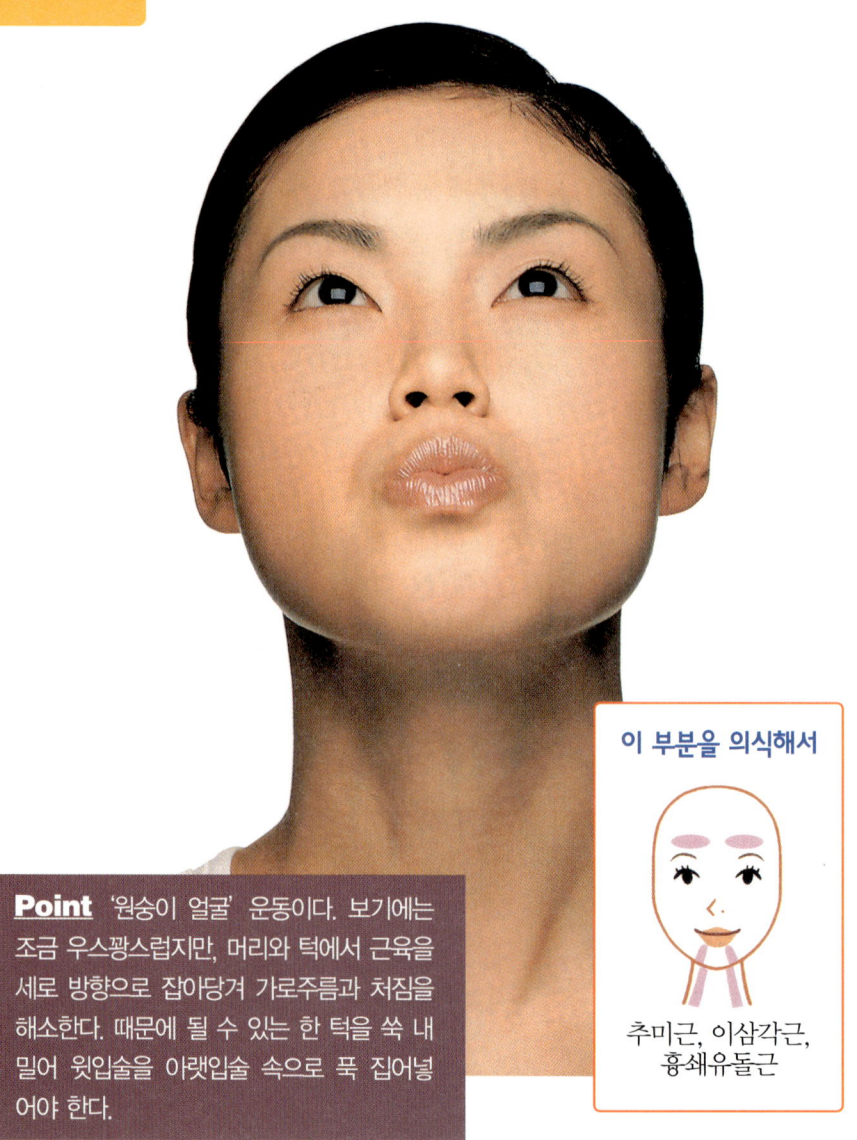

Point '원숭이 얼굴' 운동이다. 보기에는 조금 우스꽝스럽지만, 머리와 턱에서 근육을 세로 방향으로 잡아당겨 가로주름과 처짐을 해소한다. 때문에 될 수 있는 한 턱을 쑥 내밀어 윗입술을 아랫입술 속으로 푹 집어넣어야 한다.

이 부분을 의식해서

추미근, 이삼각근, 흉쇄유돌근

01 턱을 쑥 내밀어 얼굴이 약간 위를 향하게 한다. 눈은 크게 뜨고 비스듬히 위를 보도록 한다.

02 아랫입술로 윗입술을 덮어 입 아래에 매실장아찌와 같은 쭈글쭈글한 주름을 만든다. 이 상태에서 7초간 유지한다. 이것을 5회 반복한다.

행복운

OPTION

E버전이면 구륜근·교근에도 효과적

귀에서 턱에 걸친 선을 매끈하게 하는 데 효과적인 것이 몽키 페이스의 'E버전' 이다. 'E' 라고 발음하면서 실시한다.

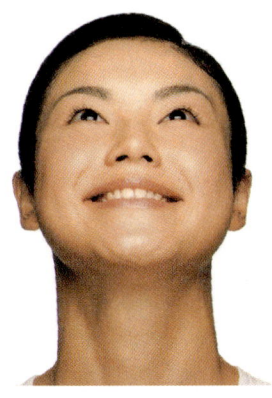

01 턱을 쑥 내밀어 얼굴이 약간 위를 향하게 한다. 눈은 크게 뜨고 비스듬히 위를 본다.

02 과장하는 듯한 느낌으로 "이~"라고 길게 발음하며 7초간 유지한 후 1의 상태로 돌아간다. 이것을 5회 반복한다.

행운을 불러오는 예쁜 얼굴 테라피 [실전편]

행복운을 상승시키는 부위별 운동

행복운

얼굴전체 04 얼굴이 작아진다
페이스 셰이커

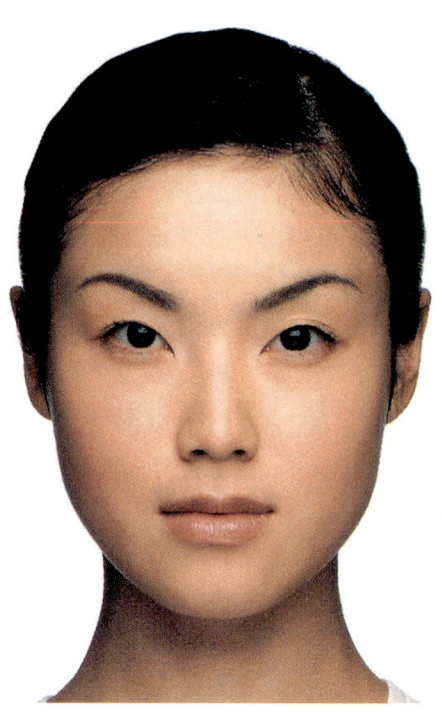

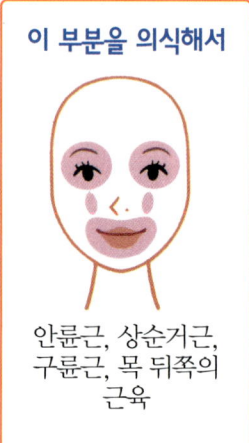

이 부분을 의식해서

안륜근, 상순거근, 구륜근, 목 뒤쪽의 근육

01 정면을 향하고 얼굴이 좌우 어느 쪽으로 기울지 않았는지를 확인한다. 기울어 있는 경우에는 똑바로 되도록 바로잡는다.

Point 얼굴의 부종을 없애고, 턱의 비뚤어짐도 해소할 수 있는 운동이다. 잠자리에서 일어나 세수할 때 하면 효과적이다. 포인트는 목의 밑동에 있는 근육을 사용해 될 수 있는 한 잘게 나누어 얼굴을 흔드는 것이다. 또 1의 상태로 돌아갔을 때 바로 눈을 뜨지 말고 2~3초 지난 뒤에 뜨면 현기증이 나는 것을 막을 수 있다.

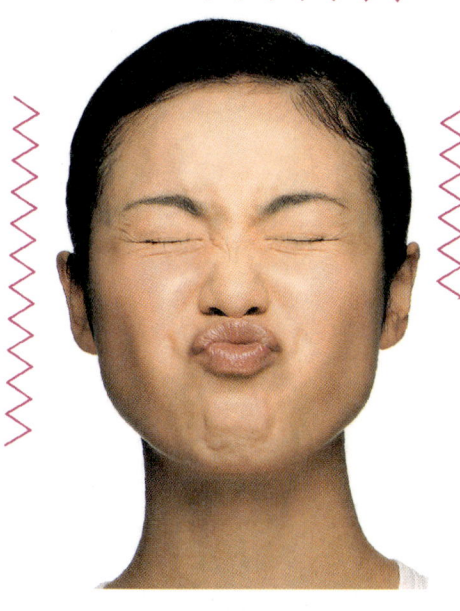

02 양눈을 꼭 감고, 입을 다문 상태에서 위쪽으로 쑥 내민다. 이때 눈과 입이 얼굴 중앙에 모이는 것을 이미지로 그리고, 볼과 턱에 많은 주름이 지게 한다. 그리고 얼굴을 상하좌우로 잘게 나누어 흔든다. 7초간 실시하고 나서 1의 상태로 돌아가 10회 반복한다.

행복운

OPTION

놀란 얼굴 버전이면 협근·이삼각근에도 작용

이것의 다른 버전은 얼굴이 중앙에 모인 '매실장아찌 얼굴'과 바깥쪽으로 퍼진 '놀란 얼굴'의 연속동작이다. 놀란 얼굴을 할 때 눈도 크게 뜨면 풍부한 표정까지 얻을 수 있다.

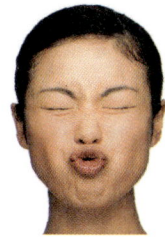

01 페이스 셰이커 동작과 마찬가지로 눈과 입이 얼굴 중앙에 모이도록 이미지를 그리고, 볼과 턱에 많은 주름이 지게 해서 7초간 유지한다.

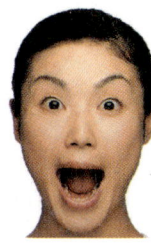

02 얼굴의 각 부위를 바깥쪽으로 퍼지게 하는 이미지로 눈은 크게 뜨고, 될 수 있는 한 입도 크게 벌려서 7초간 유지한다. 1과 2를 10회 반복한다.

행운을 불러오는 예쁜 얼굴 테라피 [실전편]

단 5분으로
작은 얼굴을 만든다

텔레비전에서도 소개된 놀라운 작은 얼굴 테라피. '단 90초로 작은 얼굴을!' 이라고 말할 수 없는 건 아니지만, 확실한 효과는 평균 5분의 시술로 오케이.

경추 주변의 근육을 풀어주어 귀 아래의 관절이 잘 움직이도록

　최근 카이로프라틱(약을 사용하지 않고 본래 가지고 있는 치유력과 면역력을 높이는 손기술에 의한 자연요법)에 대한 인지도가 높아지고 있다. 근육과 골격을 정돈하고, 겉모습에 바로 작용하는 이점도 있기 때문에 아직 심각한 병으로 진행되지 않은 젊은 여성들 사이에서는 '골격의 비뚤어짐을 없애고 겉보기에도 좋은 모습을 만드

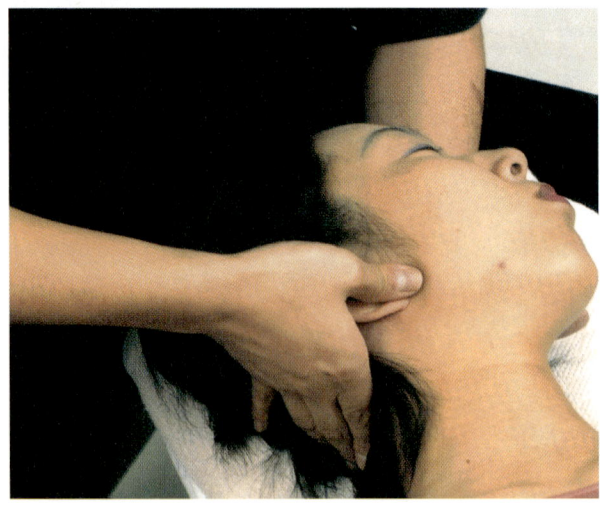

풀어주기 작은 얼굴이 되기 위한 시술은 사람에 따라 다르지만, 중점적으로 풀어주는 것은 경추(목 뒤)와 귀 아래, 그리고 목덜미의 근육(흉쇄유돌근)이다. 상당히 세게 문질러 풀어줘야 한다.

프로 테라피스트의 강력 테크닉

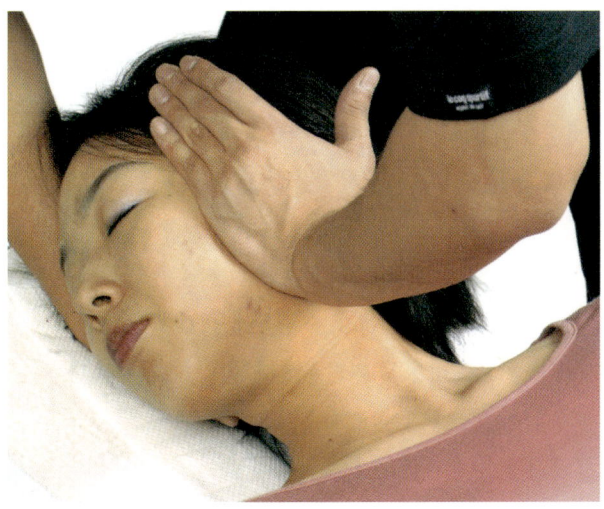

교정하기 귀 아래에 위치한 턱관절(가동관절)에 손의 측면을 대고 누른다. 툭 튀어나온 뼈를 쑥 밀어넣는 느낌으로 한다. 눈 깜짝할 새에 이뤄지는 시술이다.

는' 테라피가 조용한 붐을 일으키고 있다.

특히 그 중에서도 작은 얼굴을 바라는 사람이 날로 늘어가고 있다.

단 한 번이지만 작은 얼굴 효과가 있는 카이로프라틱 테크닉이란 어떤 것일까? 앞서 독자들에게 진단을 해준 시바타 선생에게 대표적인 시술법에 대해 물어보았다.

"얼굴을 본래보다도 크게 만들어버리는 것은 얼굴과 목에 있는 관절이 엉겨 굳어서 움직이는 범위가 좁아졌기 때문이에요. 그렇게 되면 혈액순환이 나빠져서 붓거나, 근육의 균형이 깨져서 지나치게 큰 얼굴을 만들어버리는 거죠. 그래서 귀 아래와 경추의 근육을 잘 풀어주고 나서 교정을 하는 것이 효과적입니다."

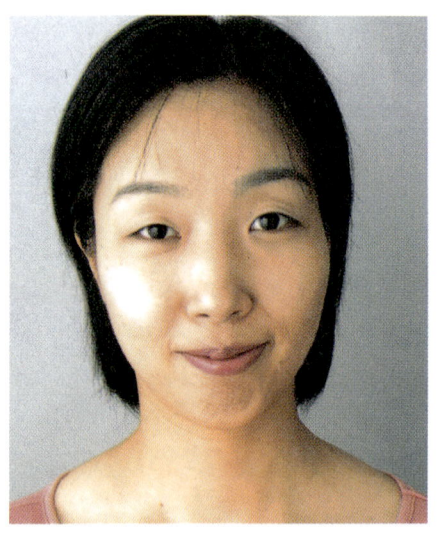
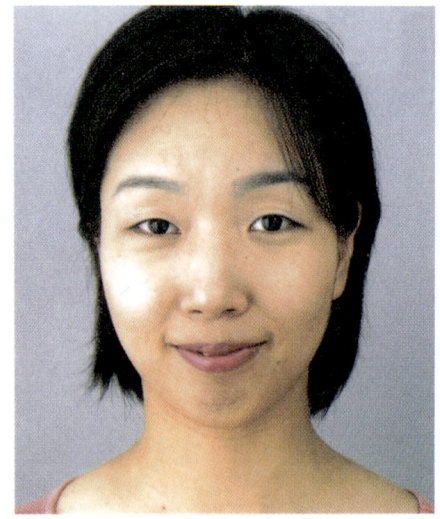

Before 전형적으로 왼쪽이 올라가 있는 얼굴. 입아귀 왼쪽이 올라가서 본인은 입을 다물고 있는 셈인데도 입의 좌측이 조금 벌어져 있다. 마찬가지로 협골의 가장 높은 곳, 눈의 위치 모두 왼쪽이 위로 올라가 있다. 볼이 옆으로 넓게 벌어져 있는 것처럼 보이고, 이것이 얼굴을 커보이게 한다.

5minutes After 왼쪽으로 올라간 것이 개선되어서 협골의 가장 높은 곳, 눈의 높이도 맞아 있다. 왼쪽만 넓어보이던 볼도 말끔해져서 좌우 균형이 보기 좋게 맞는다. 단 5분으로 이런 효과를 얻다니 대단하다.

턱에 손대지 않아도 작은 얼굴이 될 수 있다

시술 경위를 보면, 목 → 귀 아래 → 목덜미 순으로 상당히 세게 문질러서 풀어준다. 다음엔 같은 부분에 손의 측면을 대고 교정할 뿐이다. 시간으로 치면 5분 정도이다. 그런데 턱에는 손을 대지 않는다.

"작은 얼굴이라고 하면 아래턱을 꾹꾹 밀어올려야 한다는 이미지를 갖고 있는 것 같은데, 대부분의 경우 턱의 교정은 필요없어요. 오히려 귀 아래와 경추 등 얼굴의 측면에서 뒤쪽을 조작해서 앞쪽 턱의 상태를 만드는 것이 중요하죠. 특히 턱이 뒤로 물러나 있어 볼이 넓은 사람은 후만(後彎) 경향이 있어 이런 시술이 유효합니다. 반대로 턱이 앞으로 툭 튀어나온 형태의 얼굴은 전만(前彎)인 경우가 많기 때문에 이번과는

프로 테라피스트의 강력 테크닉

또 다른 형태의 시술을 해야 합니다."

이번에 모델로 나선 사람의 얼굴은 좌반면이 올라가 있는 것 같다는 질문에 "우반신에 문제가 있기 때문인데, 얼굴도 우반분을 중점적으로 풀어주어 균형을 맞춥니다. 교정 역시 좌우 균형을 잘 맞춰서 합니다"라고 답한다.

5분 후의 결과는 앞에 있는 사진과 같다. 분명 조금도 손대지 않은 턱의 끝부분이 중앙에 와 있음을 확실히 알 수 있다.

자신이 직접 풀어줄 때는 귀 아래와 머리와 목의 경계를

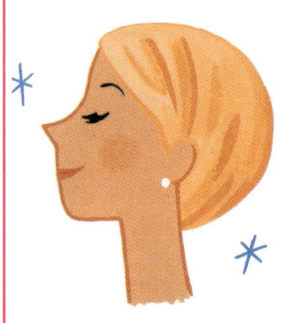

전문적인 교정은 받을 수 없지만, 프로의 테크닉을 직접 자신이 해보고 싶다면 '스스로 풀어주기'를 해보자. 얼굴을 정면에서 볼 때 좌우 어느 쪽의 볼이 넓어서 좌우 균형이 맞지 않는 사람은 우선 귀 아래의 근육에 손가락 두 개를 대고 원을 그리는 듯한 요령으로 마사지를 한다. 다음으로 머리와 목의 경계에 엄지를 대고 같은 식으로 문질러서 풀어준다. 어깨결림이 있을 때도 이 두 가지 방법으로 스스로 풀어주면 어깨를 직접 문지르는 것보다도 효과가 좋다. 또 식사를 하기 전에 이것을 하면 잘 씹을 수 있게 되어 음식이 더 맛있어진다.

※ 교정은 위험하기 때문에 절대로 직접 해서는 안 된다.

자식운을 상승시키는 부위별 운동

이마·미간 01

미간의 주름을 없앤다
폭스 페이스

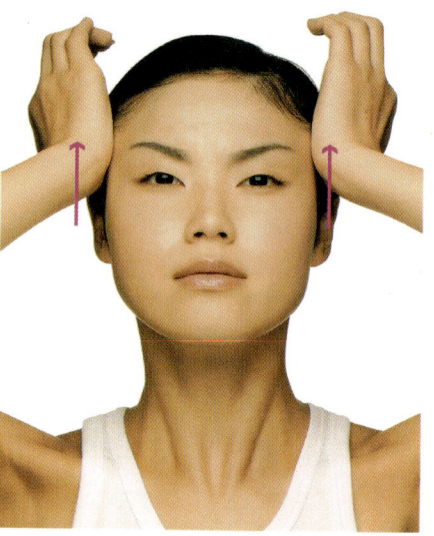

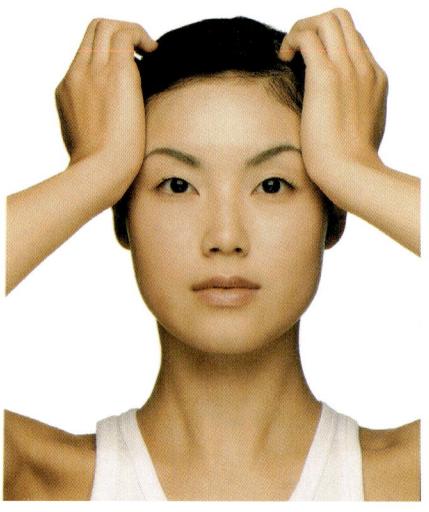

02 아래턱을 앞으로 가볍게 내밀고 목덜미를 늘이면서 관자놀이에 댄 손에 힘을 줘 비스듬히 끌어올려 7초간 유지한다. 이것을 10회 실시한다.

01 거울 앞에 서서 정면을 향한다. 손바닥과 손목의 밑동을 관자놀이에 댄다. 이때 양쪽 겨드랑이를 벌리고 팔꿈치를 턱 높이까지 올린다.

이 부분을 의식해서

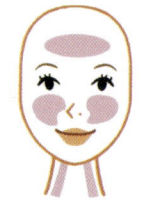

전두근, 대협골근, 흉쇄유돌근

Point 미간에 의식을 집중함과 동시에 아래턱은 앞쪽으로 코끝은 위로 잡아당겨지는 이미지를 그리면서 하면 효과적이다. 미간의 세로주름은 부부간의 도랑으로 여겨지는데, 여성다운 매력을 현저히 떨어뜨린다. 이 '여우 얼굴' 동작으로 개선할 수 있다.

이마·미간 02

이마의 주름을 없앤다

프레임 리프트

자식운

이 부분을 의식해서

전두근, 추미근, 비근근

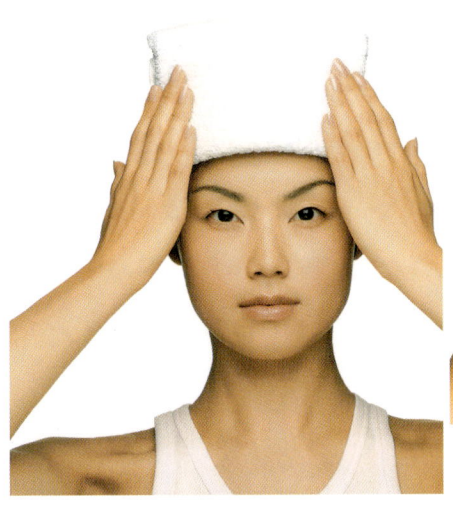

01 깨끗한 마른 세면 타월을 준비해 이마를 푹 쌀 정도의 크기로 접는다. 거울을 향해 정면으로 서서 눈썹보다 조금 위로 타월을 대고 양손으로 가볍게 누른다.

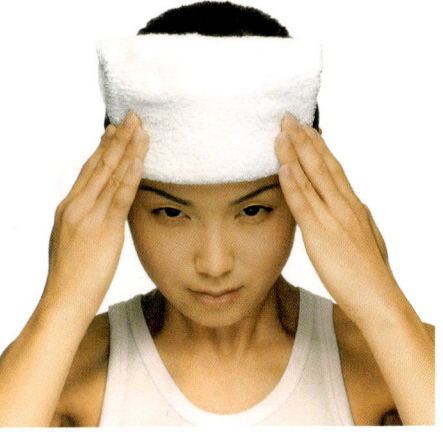

02 타월을 누르는 양손을 고정시킨 채 입으로 천천히 숨을 내뱉으면서, 시선은 그대로 유지한 채로 턱을 끌어당긴다. 더 이상 끌어당길 수 없을 때까지 깊게 끌어당긴 다음 7초간 유지한 후에 1의 상태로 돌아간다. 이것을 10회 반복한다.

Point 특히 눈을 치켜뜨는 버릇이 있는 사람에게 권한다. 10대일 때는 귀여워보일지 모르는 행동이지만, 오래 계속하면 한순간에 얼굴이 늙어버려 여성다움을 잃게 된다. 자기 전에 하면 이마가 팽팽해져 젊음과 총명한 매력을 되찾을 수 있다.

애정운을 상승시키는 부위별 운동

눈·눈썹 01

눈꼬리의 처짐·주름을 방지한다
아몬드 아이즈

애정운

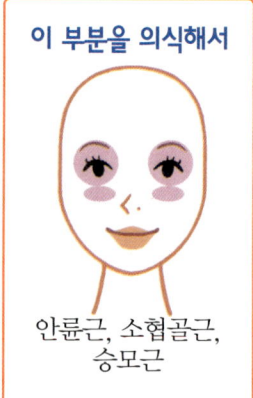

이 부분을 의식해서

안륜근, 소협골근, 승모근

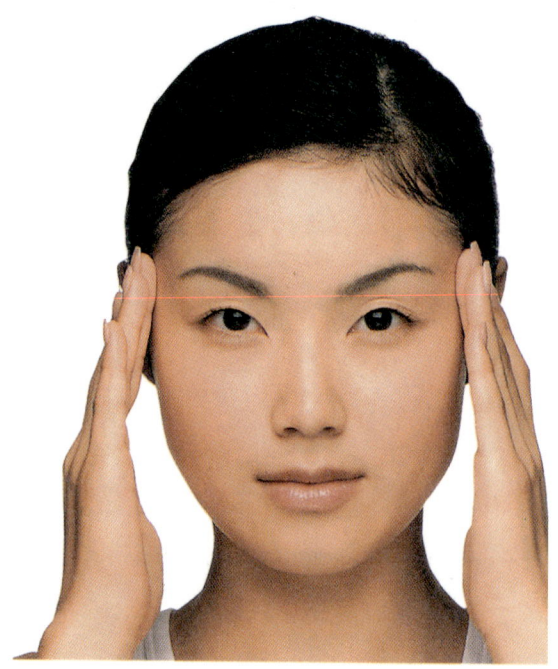

01 거울 앞에 서서 정면을 향한다. 관자놀이에 손가락 2~3개를 댄다. 겨드랑이는 붙이고 팔꿈치는 아래를 향하게 한다.

Point 이 동작으로 윗눈꺼풀은 처짐이 없어져 올라가고 아랫눈꺼풀은 보기 좋게 부풀어오르면 애정이 풍부한 인상을 주고, 사람들로부터 사랑받는 눈매를 만들 수 있다. 포인트는 단순하게 고개를 끄덕이는 것이 아니라 목의 뒷부분을 충분히 늘여서 눈꼬리를 완전히 가로로 잡아당기는 것이다. 아침에 세수할 때 하면 효과적이다.

02 손가락, 어깨, 팔꿈치는 고정시킨 채 턱으로 움직이는 이미지로 천천히 얼굴을 아래로 숙인다. 눈꼬리가 완전히 가로로 늘어날 쯤에 안구를 위를 향하게 해서 7초간 유지한 후에 1의 상태로 돌아간다. 이것을 10회 반복한다.

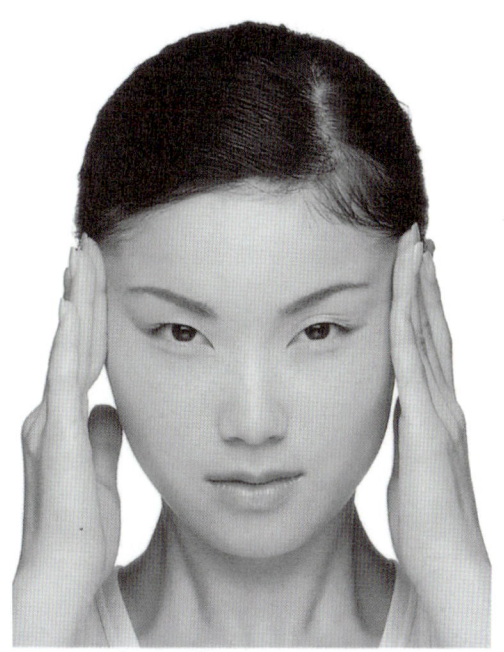

OPTION

눈의 피로, 그 자리에서 풀어주면 일하는 내내 생기 있게 웃을 수 있어

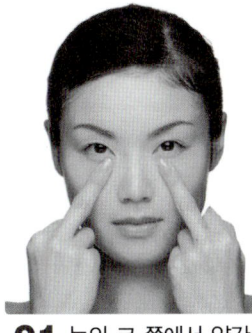

눈 아래에 도톰하게 부풀어오른 부분을 만드는 옵션 동작이다. 아몬드 아이즈를 한 후에 추가로 하면 좋고, 눈이 피로한 경우에 해도 효과적이다.

01 눈의 코 쪽에서 약간 바깥쪽 하부에 중지를 댄다. 양 팔꿈치는 똑바로 아래를 향하게 하고 겨드랑이는 가볍게 모은다.

02 좌우 동시에 우선 눈 주위의 바깥쪽으로 5바퀴 빙빙 돌린다. 다음으로 안쪽으로 5바퀴 돌린다. 이것을 1세트로 해서 2~3세트 실시한다(손톱으로 피부에 상처를 내지 않도록 주의한다).

애정운을 상승시키는 부위별 운동

눈·눈썹 02

눈 아래의 처짐을 없애 여성호르몬 분비를 촉진한다
하프 클로즈드 아이즈

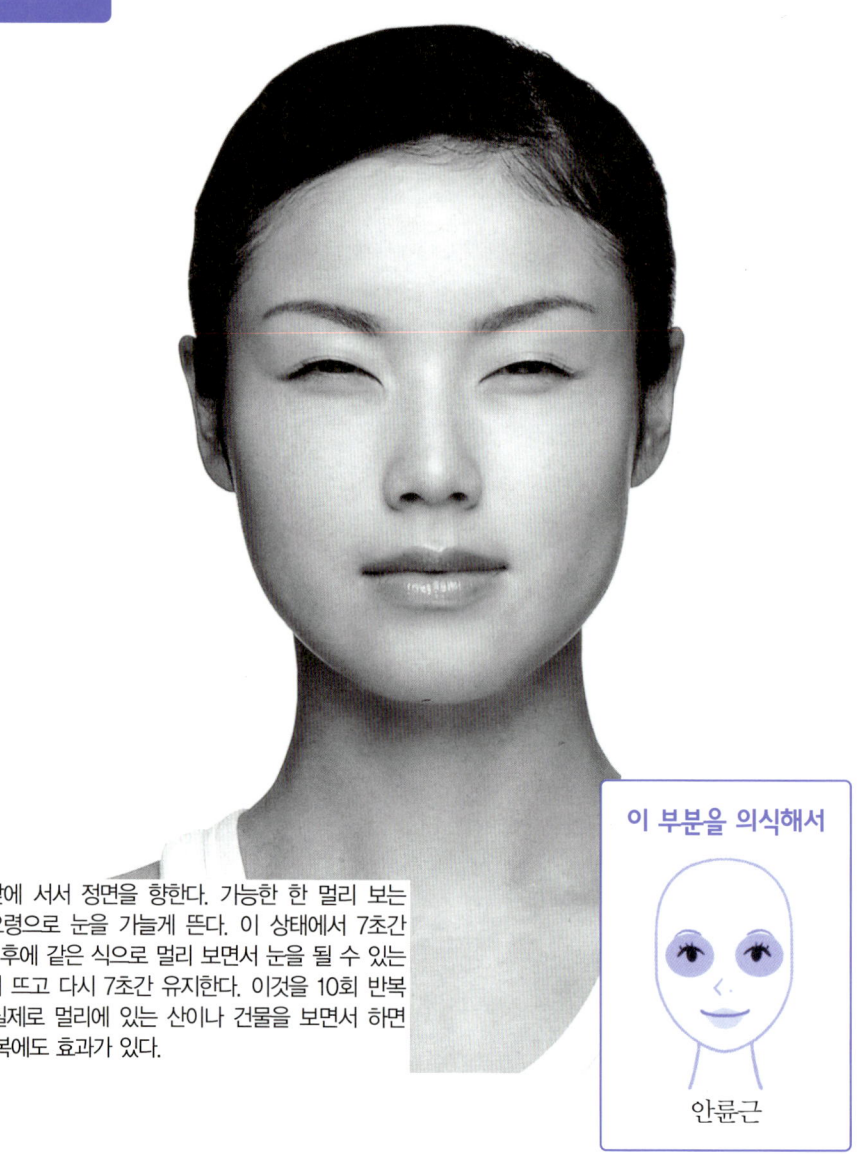

이 부분을 의식해서

안륜근

거울 앞에 서서 정면을 향한다. 가능한 한 멀리 보는 듯한 요령으로 눈을 가늘게 뜬다. 이 상태에서 7초간 유지한 후에 같은 식으로 멀리 보면서 눈을 될 수 있는 한 크게 뜨고 다시 7초간 유지한다. 이것을 10회 반복한다. 실제로 멀리에 있는 산이나 건물을 보면서 하면 시력회복에도 효과가 있다.

Point 주의해야 할 것은 눈 주변의 근육(안륜근)만을 사용한다는 점이다. 평소에 눈을 가늘게 뜨고 보는 버릇이 있는 사람은 미간에 세로주름이 생기거나 볼의 근육도 사용하고 있는 경우가 많다. 처음에 할 때는 거울을 사용해 눈을 가늘게 떴을 때 얼굴의 어느 부위에 주름이 생기는지를 확인하면서 실시하도록 하자. 이 운동으로 눈 아래가 도톰하게 부풀어오르면 여성호르몬 분비도 왕성해져 애정운이 상승한다.

OPTION

이미 눈 아래에 잔주름이 있다면 마사지를 병행

눈 아래에 도톰하게 부푼 부분은 애정이 풍부한 여성미의 상징이다. 안륜근이 딱딱해지거나 쇠퇴하고, 다크서클이 있다면 큰일이다. 옵션 동작으로 빨리 대처하도록 하자.

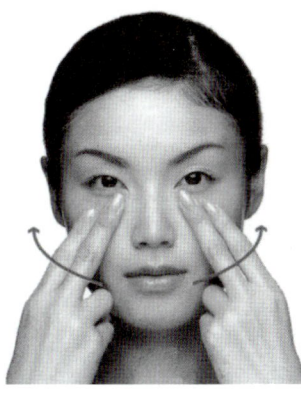

01 정면을 향하고 얼굴 근육의 긴장을 푼다. 입은 가볍게 벌리고 눈은 멀리 보도록 한다. 눈가의 건조가 신경쓰이는 사람은 보습력이 있는 크림을 발라둔다.

02 검지와 중지를 눈 아래에 대고 그 상태에서 바깥쪽을 향해 일방통행으로 손가락을 미끄러뜨린다. 이것을 10회 반복한다.

애정운을 상승시키는 부위별 운동

눈·눈썹 03

눈을 크게 만든다
파워업 아이브로

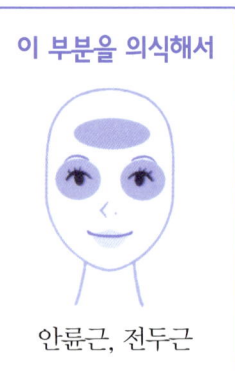

이 부분을 의식해서

안륜근, 전두근

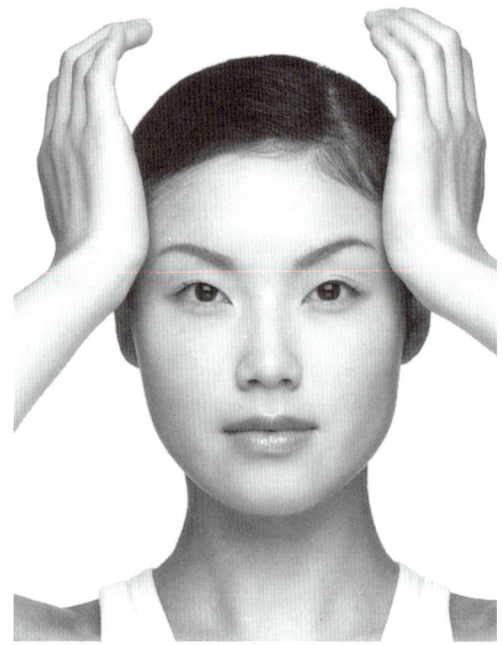

01 거울 앞에 서서 정면을 향한다. 손바닥의 아랫부분을 관자놀이에 댄다. 이때 팔꿈치는 턱 높이까지 올리고 겨드랑이는 분명하게 벌린다.

02 눈을 감고 코로 숨을 들이쉬면서 손바닥에 힘을 줘 관자놀이를 똑바로 위로 끌어올린다. 7초간 유지한 후에 입으로 숨을 내뱉면서 천천히 1의 상태로 돌아간다. 이것을 10회 실시한다.

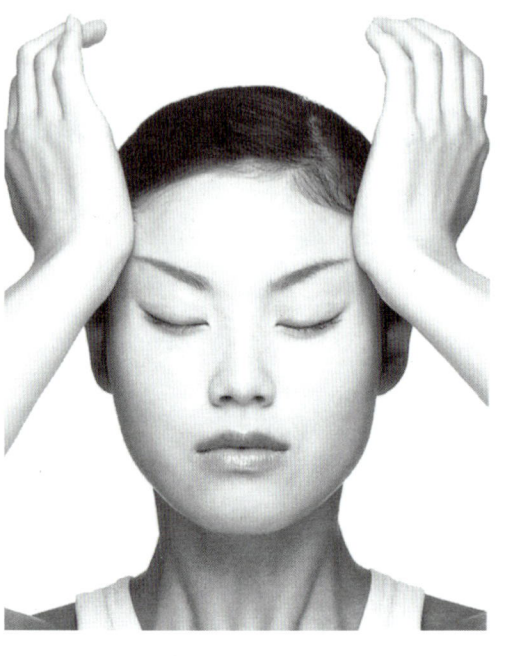

Point 코로 숨을 들이쉬면서 7초를 세며 끌어올리고, 다음에는 입으로 숨을 내뱉으면서 돌아갈 때도 7초 걸리게 하는 등 호흡법을 겸해서 실시하면 스트레스 해소에도 도움이 된다. 10회 반복하는 동안에 머릿속이 상쾌해진다. 종료하고 눈을 뜨면 이미 표정이 달라져 있음을 느끼게 된다. 효과적인 시간대는 입욕 후. 하루 종일 책상 앞에 붙어앉아 일을 해야 하는 사람이나 인간관계에서 스트레스를 많이 받는 사람에게도 아주 좋다. 이 운동을 한 후에 충분히 자고 일어나면 다음날 다른 사람들에게 보다 상냥하게 대할 수 있고, 운세도 열린다.

OPTION

텔레비전을 보면서도 할 수 있는 옆으로 누워 하는 페이스 리스트

아무리 피곤한 날이라도 가능하면 계속해서 하는 것이 좋은 동작이다. 옆으로 누운 상태에서 할 수 있는 버전도 있으므로 반드시 알아두자.

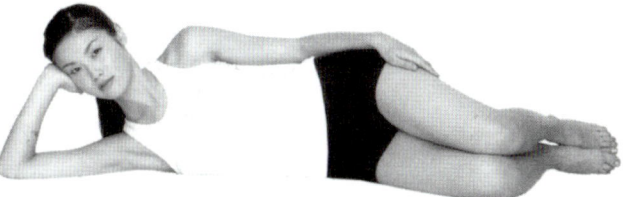

01 몸의 우측이 아래로 오도록 옆으로 눕는다. 무릎은 모아서 가볍게 구부리고, 왼쪽 팔은 몸 위에 얹는다.

02 오른손 손바닥을 관자놀이에 대서 머리를 지탱한다. 숨은 멈추지 말고 자연스럽게 호흡하며 이 상태로 3분 정도 긴장을 푼다. 반대쪽도 마찬가지로 해서 좌우 각각 2~3회 실시한다.

애정운을 상승시키는 부위별 운동

눈·눈썹 04
윗눈꺼풀의 부기를 제거한다
무브 아이홀

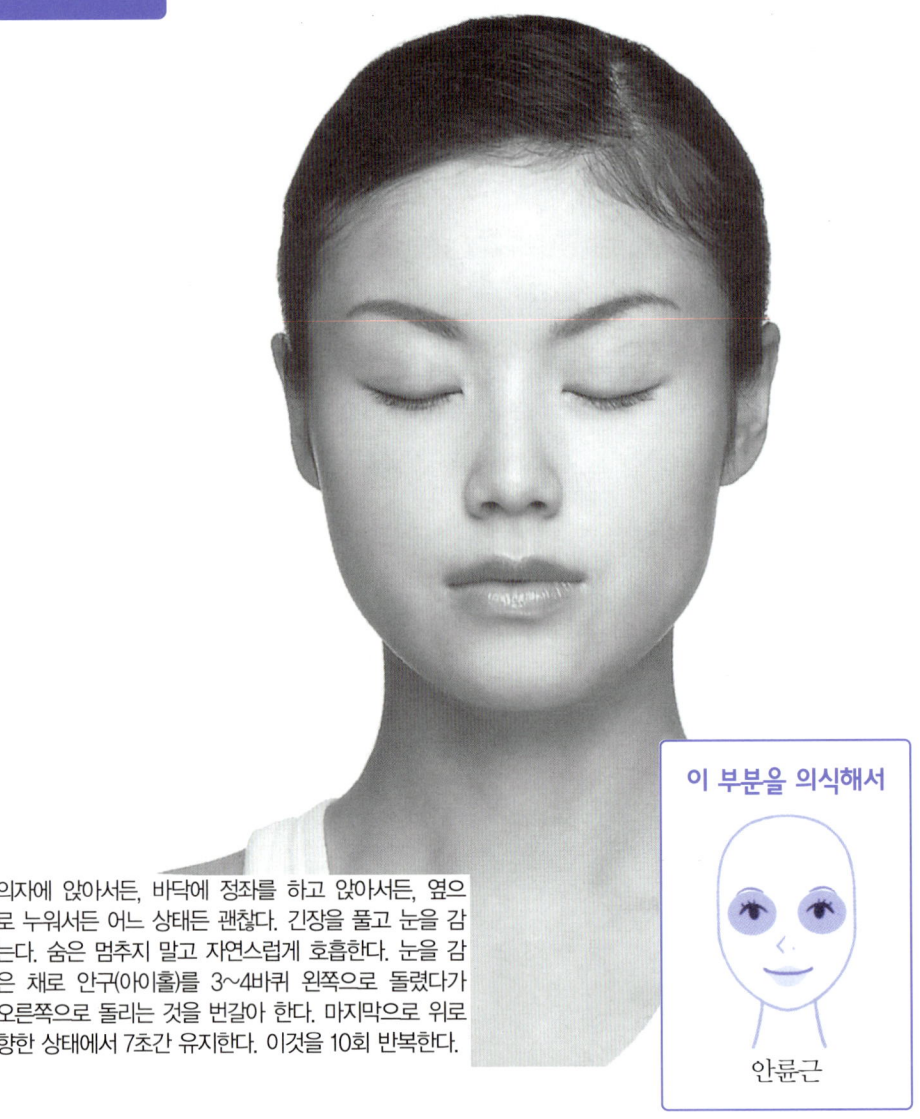

이 부분을 의식해서

안륜근

의자에 앉아서든, 바닥에 정좌를 하고 앉아서든, 옆으로 누워서든 어느 상태든 괜찮다. 긴장을 풀고 눈을 감는다. 숨은 멈추지 말고 자연스럽게 호흡한다. 눈을 감은 채로 안구(아이홀)를 3~4바퀴 왼쪽으로 돌렸다가 오른쪽으로 돌리는 것을 번갈아 한다. 마지막으로 위로 향한 상태에서 7초간 유지한다. 이것을 10회 반복한다.

Point 윗눈꺼풀의 부종은 둔중한 인상을 가져오기 쉽고, 흐트러진 생활을 하고 있음을 느끼게 해 악운을 불러온다. 과식·과음·방탕한 생활·수면부족이 계속된다면 이 동작을 부지런히 해서 몸과 마음 모두 평상을 유지하도록 하자.

애정운

OPTION

다이렉트 지압으로 눈의 피로도 해소

'아침에 일어나면 윗눈꺼풀이 부어서 큰일이야!' 이런 때는 강한 지압이 효과적이다. 앞의 동작을 한 뒤에 한번 해보자.

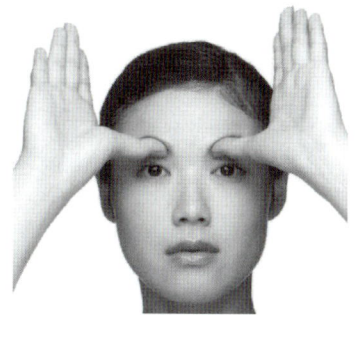

01 거울 앞에 서서 정면을 향한다. 눈썹머리의 약간 아래, 아이홀 안쪽에 엄지의 바닥을 대고 누른다.

02 그 상태에서 상당히 세게 손가락을 누른다(손톱에 주의). 이때 손가락을 이마 방향으로 밀어올리면서 하면 효과적이다. 7초씩 2~3회 반복한다.

애정운을 상승시키는 부위별 운동

눈·눈썹 05

윗눈꺼풀의 처짐을 없앤다
파워업 아이브로

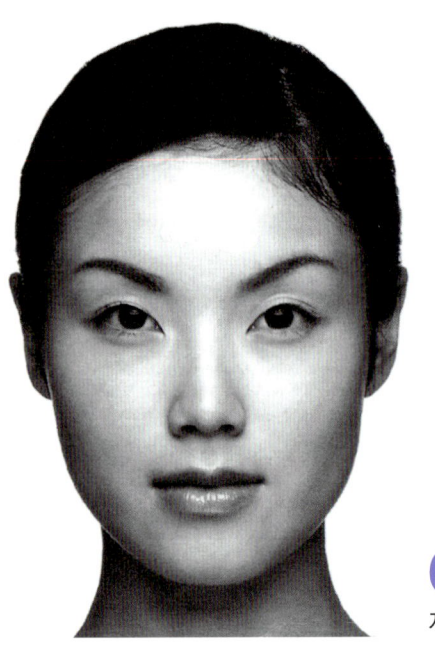

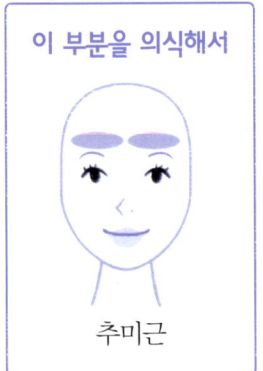

이 부분을 의식해서

추미근

01 거울 앞에 서서 정면을 향한다. 윗눈꺼풀의 어느 부분에 어느 정도의 처짐이 있는지를 확인하고 의식을 집중시킨다.

Point 윗눈꺼풀의 부종이 습관화되어서 눈에 덮이듯이 처짐이 생기면, 고생과 슬픔이 드러나 더욱더 행운으로부터 멀어진다. 그런 경우엔 이 동작이 필수다. 단, 눈썹을 올릴 때 입은 벌어지지 않게 해야 한다. 그렇다고 해서 너무 꽉 다무는 것도 좋지 않다. 또 이마 근육 이외는 사용하지 않도록 연습해야 한다.

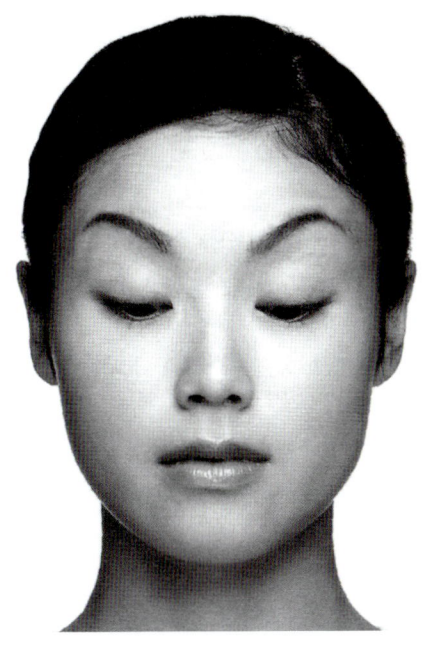

02 이마에 힘을 주고, 이마 전체를 사용해서 눈썹을 끌어올린다. 이 때 눈은 속눈썹이 보이는 정도로 가늘게 뜨고, 시선은 아래쪽으로 향하게 해서 7초간 유지한다. 이것을 10회 반복한다. 호흡은 멈추지 말고 자연스럽게 한다.

OPTION

심한 처짐에는 안구를 문질러 풀어주기를

앞의 동작을 잘할 수 없는 사람은 이마의 근육이 쇠퇴해 있기 때문일지도 모른다. 리프트업을 실시하기 전에 안구의 마사지를 해보자.

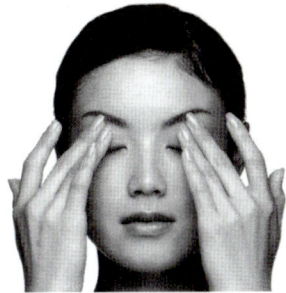

01 눈꺼풀 위에서 중지와 약지를 안구에 댄다.
02 아이홀 전체를 구석구석까지 빙빙 문질러 풀어주고, 때때로 가볍게 눌러준다. 3분 정도 계속한다. 이것을 할 때는 어디까지나 가볍게 해야 한다는 점에 주의한다.

애정운을 상승시키는 부위별 운동

눈·눈썹 06

개성이 넘치는 눈매를 만든다
마스크 리무버

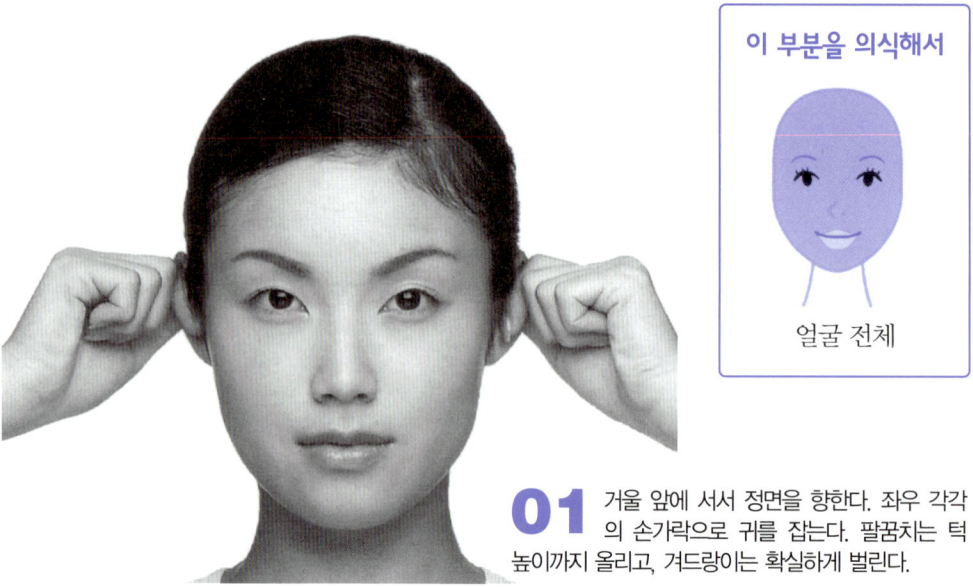

이 부분을 의식해서

얼굴 전체

01 거울 앞에 서서 정면을 향한다. 좌우 각각의 손가락으로 귀를 잡는다. 팔꿈치는 턱 높이까지 올리고, 겨드랑이는 확실하게 벌린다.

Point 잠자고 있는 표정근을 활성화시키는 동작이다. 마치 그동안 쓰고 있던 공공연한 가면을 벗는 것처럼 긴장이 확 풀리는 것을 느낄 수 있다. 더욱 효과를 높이는 요령은 귀를 잡는 방법에 있다. 귓불, 귀 중간, 귀 끝 등 최저 3군데를 잡고 해보고, 잡는 강도도 여러 단계로 시험해보자. 단, 잡아당기는 방향은 반드시 일직선으로 가로여야 한다. 거울을 보며 확인하자. 이 동작을 계속하면 내면에서 자신감과 기력이 샘솟고, 관용도 생겨나 애정운이 상승한다.

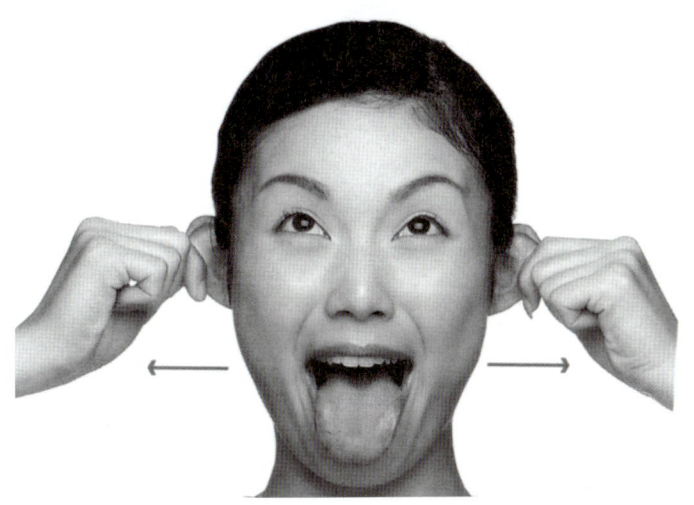

02 귀는 가로로 똑바로 잡아당기고 눈은 있는 힘껏 크게 떠서 시선을 위쪽으로 향하게 해 흰자위가 보이게 한다. 나아가 입도 크게 벌려서 "메롱"을 하는 것처럼 혀를 될 수 있는 한 길게 아래로 내민다. 입으로 숨을 내뱉으면서 7초간 유지한 후에 천천히 1의 상태로 돌아간다. 이것을 10회 반복한다.

OPTION

불안초조 해소에는 관자놀이를 강하게 지압

정신적인 스트레스를 받은 날은 위의 동작을 한 후에 기운을 식힐 겸 관자놀이에 지압을 해보자. 더욱 기분이 침착해짐을 느낄 것이다.

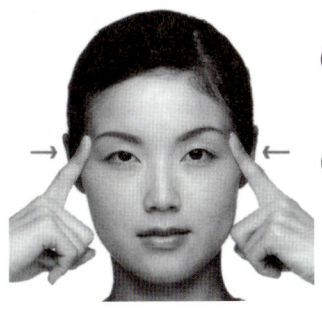

01 정면을 향하고 관자놀이에 검지 바닥을 댄다. 얼굴의 긴장을 푸는 것은 기본이지만, 입은 가볍게 벌린다.

02 자연스럽게 호흡하면서 검지에 힘을 주고 꽤 세게 손가락을 밀어넣는다. 빙빙 혹은 뱅글뱅글 돌리거나 하지 말고, 피부에 대고 수직으로 누르도록 한다. 7초간 누른 뒤에는 천천히 손가락을 뗀다. 이것을 5~10회 반복한다.

눈가의 잔주름을 없애 젊어진다

눈을 덮고 정성들여 풀어주고 협골을 교정한다

앞서 살펴본 것처럼 혼자서 하는 예쁜 눈매를 위한 운동에는 많은 종류가 있었다. 그렇다면 프로 테라피스트는 어떻게 눈매의 처치를 할까?

"눈가의 주름, 처짐, 비뚤어짐은 눈 주변 근육의 딱딱해짐과 불균형은 물론 협골에도 원인이 있습니다. 때문에 눈 주변을 정성들여 풀어준 후에 협골을 교정해야 합니다"라고 시바타 선생은 말한다.

협골은 '접형골'이라 불리는 복잡한 형태를 한 무대칭골(좌우대칭이 아닌 뼈)과 연결되어 있어 관절의 피로를 일으키기 쉬운 부분이다. 그래서 쌓인 피로를 그냥 놔둬버리면 비뚤어짐이 발생하기 쉽고, 이것이 원인이 되어 눈가의 노화를 불러오는 것이다.

"이것은 윗눈꺼풀의 부종에도 효과가 뛰어납니다. 단, 섬세한 뼈이기 때문에 자기가 직접 하는 것은 위험합니다. 자기 맘대로 하는 교정은 절대로 피해야 하고, 가볍게 마사지하는 정도로 하는 것이 좋습니다"라고 시바타 선생은 주의를 잊지 않는다.

짝짝이 눈은 왜 생기나? 처치는 좌우 균등이 기본

얼굴의 비뚤어짐은 '눈의 좌우 크기가 다르다' '모양이 다르다' '높이가 다르다' 등으로 판단할 수 있다. 거울이나 사진에 찍힌 얼굴에서 이와 같은 변화를 알아차리고 아연실색하는 경우도 있다.

시바타 선생은 "기본적으로 안 좋은 쪽의 근육은 수축합니다. 그와 함께 반대쪽

프로 테라피스트의 강력 테크닉

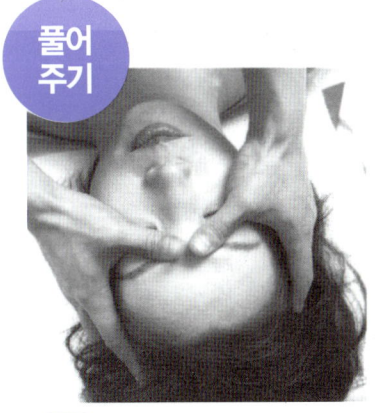

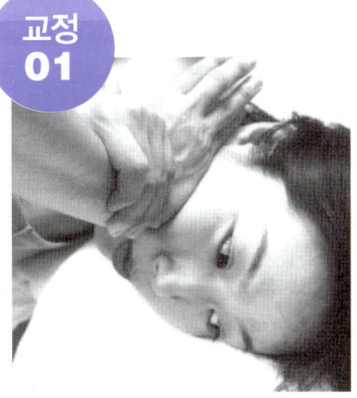

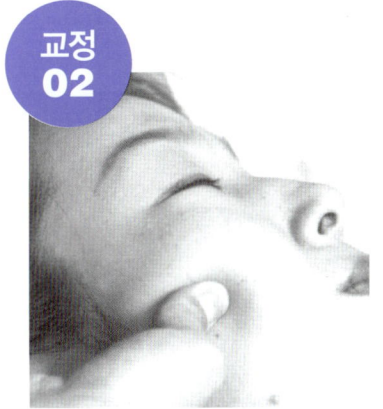

풀어주기 근육을 완화시키려 할 때는 눈을 푹 덮고 사방에서 정성들여 풀어 준다.

교정 01 협골의 곡선을 따라서 손의 측면을 대고 적당한 힘을 줘서 교정한다.

교정 02 엄지 바닥으로 협골 아래를 가볍게 지압한다. 이곳은 관절의 피로가 일어나기 쉽다.

의 비교적 좋은 근육은 느슨해져 버립니다"라고 말한다.

그러면 눈의 위치가 높은 쪽의 근육이 수축되어 있는 것이므로 그쪽을 철저히 풀어주면 괜찮은 걸까?

"일괄적으로 그렇다고 할 수는 없어요. 예를 들어 높이가 각각 다른 경우, 이마의 근육이 수축해서 눈을 끌어올린 경우와 볼의 근육이 느슨해져 있는 경우 등 크게 나누면 두 가지 경우가 있습니다. 때문에 운동이나 셀프마사지 등으로 좌우 균등하게 하는 것이 가장 중요합니다."

하지만 자신이 적당하게 판단을 내리고 운동이나 셀프마사지를 하는 것은 위험하다.

건강·장수운을 상승시키는 부위별 운동

코 01
구부러진 코를 똑바로 한다
노즈 사이드 스트레칭

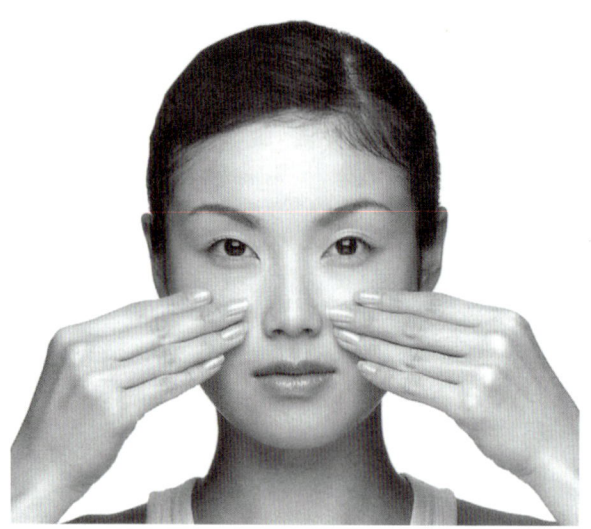

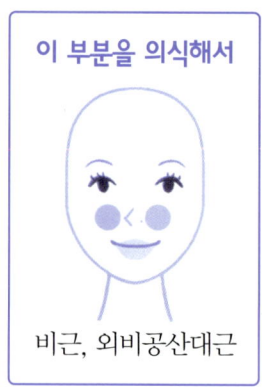

이 부분을 의식해서

비근, 외비공산대근

01 거울 앞에 서서 정면을 향한다. 좌우 볼에 각각 손을 댄다. 이때 어깨의 힘을 빼고 겨드랑이는 벌린다.

Point 1주일간의 체험에서도 소개한 기본 버전이다. 볼살이 얇아서 잡기 힘든 사람은 손가락을 미끄러뜨리듯이 해서 시행하자(어느 방법으로 하든 손톱에 주의한다). 이 동작은 코의 양 측면의 세로주름을 방지하고, 콧방울의 크기를 맞추고, 림프의 흐름을 좋게 하는 것 외에 피부의 신진대사를 좋게 하는 데도 효과적이다. 입욕 중이나 입욕 후의 긴장을 푸는 시간에 실시할 것을 권한다.

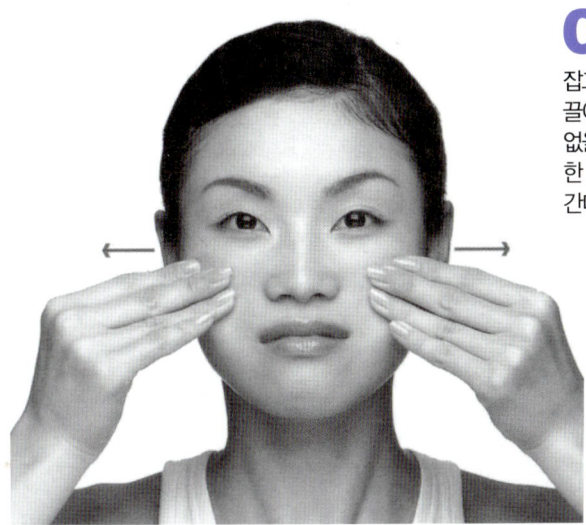

02 호흡은 멈추지 말고 자연스럽게 하고, 볼살을 잡고 코가 납작해지도록 좌우로 끌어당긴다. 더 이상 끌어당길 수 없을 때까지 당겨서 7초간 유지한 후에 천천히 1의 상태로 돌아간다. 이것을 10회 반복한다.

건강 · 장수운

OPTION

한쪽 편씩이라도 할 수 있는 노즈 스트레칭

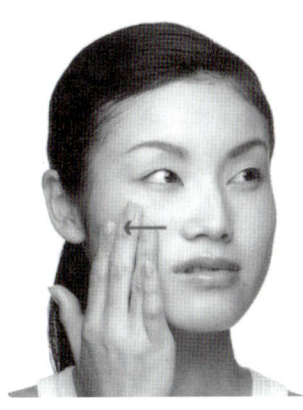

화장을 지우거나 쉬면서 텔레비전을 볼 때 한다면 이 동작이 있다. 팔꿈치를 세우고 손으로 볼을 괴고 있을 때도 할 수 있기 때문에 반드시 알아두자.

01 오른손을 오른쪽 볼에 대고 고정시킨다. 테이블이 있다면 팔꿈치를 세우고 볼을 괸다.

02 자연스럽게 호흡하면서 볼만을 왼쪽 방향으로 회전시켜 볼과 코를 바깥쪽으로 끌어당겨 7초간 유지한다. 반대쪽도 마찬가지로 각각 10회씩 실시한다(반드시 좌우 번갈아 가면서 해야 한다).

행운을 불러오는 예쁜 얼굴 테라피 [실전편]

건강·장수운을 상승시키는 부위별 운동

코 02
코의 가로주름을 방지하고 작은 코를 만든다
노즈 사이드 슬라이드

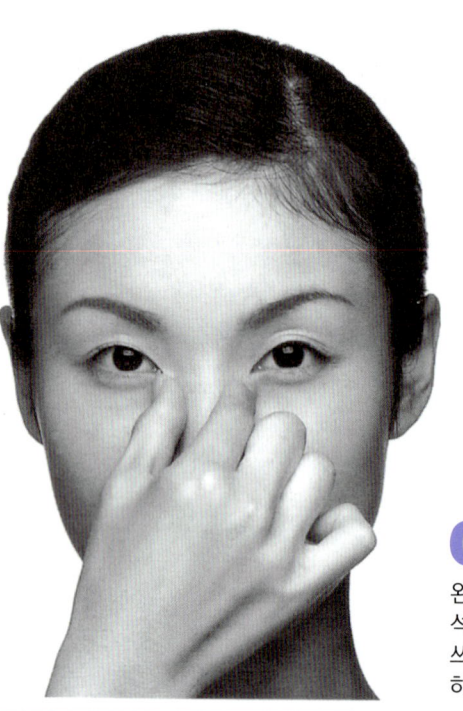

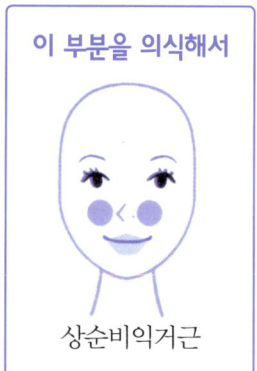

이 부분을 의식해서

상순비익거근

01 거울 앞에 서서 정면을 향한다. 오른손잡이는 오른손을, 왼손잡이는 왼손을 사용해 엄지와 검지(혹은 중지)를 눈구석의 조금 아래에 놓는다. 손톱이 길어서 신경 쓰이는 사람은 양손의 중지를 사용해도 무방하다.

Point 웃는 얼굴, 화난 얼굴, 슬픈 얼굴 등을 하면 코의 밑동에 가로주름이 생기는 사람은 건강에 요주의. 자신은 자신의 생각대로 살고 있다고 여길지 모르지만, 정작 중요한 때 속마음을 말하지 못해 스트레스가 쌓이고 있을지도 모른다. 이 동작은 코의 흐름을 좋게 해서 호흡을 편안하게 하는 효과도 있기 때문에 취침 전에 하면 코골이 방지도 된다. 또 세수할 때 하면 모혈의 클린업도 겸할 수 있다.

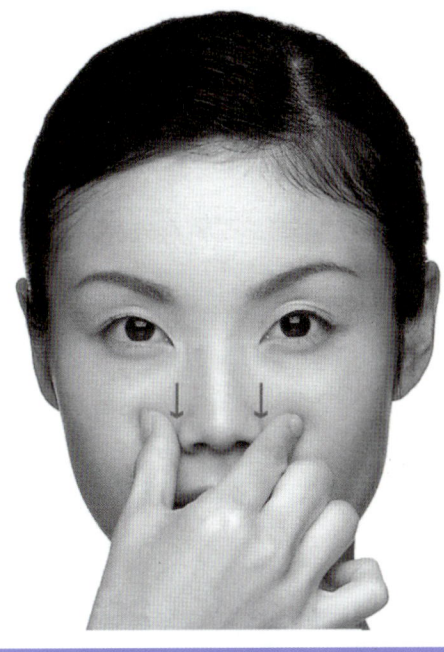

02 호흡은 멈추지 말고 자연스럽게 하면서 코의 양측을 따라서 손가락을 비스듬하게 아래쪽으로 천천히 미끄러뜨린다. 이때 콧방울 옆을 종점으로 하고, 반드시 일방통행으로 해야 한다. 종점에서 가볍게 누르고 7초간 유지한다. 이것을 10회 반복한다.

OPTION

안구를 가볍게 쥐어 가로주름 예방

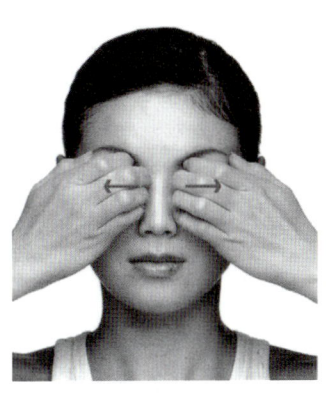

코의 가로주름 해소 효과를 더욱 높이고 싶은 사람은 이 방법을 더해보자. 눈의 지압도 되기 때문에 욕조에 몸을 담그고 하면 기분이 좋아진다.

01 손가락의 제2관절을 구부려 손가락 바닥을 눈구석에 댄다. 손톱이 긴 사람은 제1관절을 가볍게 구부리는 정도로도 괜찮다.

02 검지, 중지, 약지 세 손가락으로 안구를 가볍게 쥐듯이 해서 코의 밑동을 좌우로 잡아당겨 7초간 유지한다. 이것을 10회 반복한다.

코의 가로주름을 없앤다

코의 가로주름은 스트레스의 상징

코의 가로주름은 주름이 졌을 때와 주름이 지지 않았을 때의 인상이 180도 다를 정도로 표정을 현저하게 바꿔버린다. 주름이 지지 않은 원래 얼굴은 미인이었더라도 주름이 져버리면 '심술궂어 보인다' '슬퍼 보인다' '뭔가 고민이 있어 보인다' 와 같은 얼굴로 변해버린다.

시바타 선생은 "코에 가로주름이 있는 사람은 목, 이마, 볼의 근육이 각각 딱딱해져 있어요. 이것들을 동시에 풀어주는 것만으로도 효과를 볼 수 있습니다"라고 말한다. 실제로 가로주름이 있는 사람은 과거에 큰 상처를 입거나 큰 병을 앓는 등 오랜 기간에 걸쳐 고통을 경험한 사람이 많다고 한다.

가로주름이 신경쓰이는 사람이라면 빨리 바로잡아서 개운으로 이끌어주는 자연스러운 웃는 얼굴을 되찾도록 하자.

개운 포인트 : 왜 코가 건강과 장수를 나타낼까?

예로부터 인상학(인상감정)에 국한하지 않고 얼굴을 다방면으로 연구하는 사람들은 "얼굴의 중심인 코는 확실하게 성격을 나타낸다"라는 생각을 거의 대부분 하고 있다.

예를 들어 심리학에서는 "코란 자아 그 자체"라고 하는데, 그렇기 때문에 '나' 라고 말할 때는 자신의 코를 손가락으로 가리킨다는 것이다. 무라카미 가즈오 씨는 "코의 모양과 크기는 남성의 성기를 나타낸다는 말은 자주 듣는 이야기지만, 여성의 경우에도 생명력이나 활동력을 나타냅니다"라고 말한다.

카이로프라틱 이론에 기초한 무라카미식 관상학에서는 '콧날은 척추' 라고 여

프로 테라피스트의 강력 테크닉

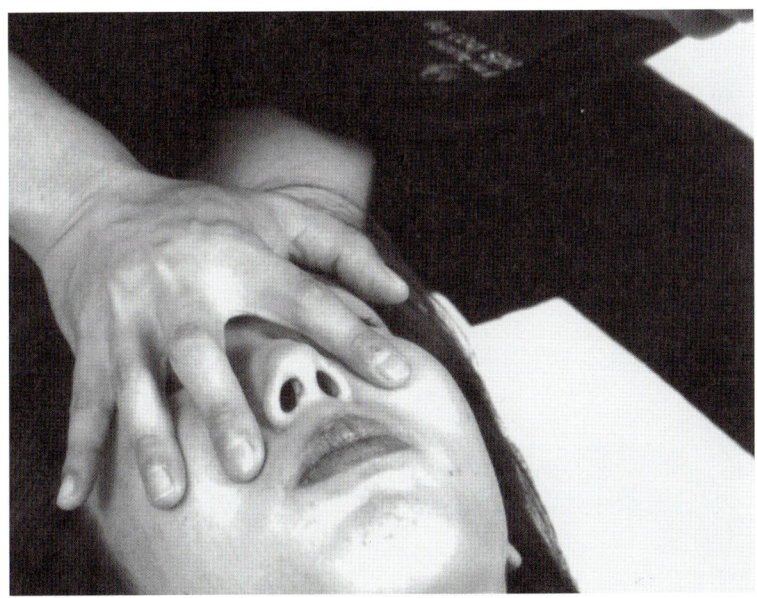

단지 단순하게 코의 양측을 누르고 있는 것처럼 보이지만, 후두골(왼손으로 2개소), 이마 전체(손바닥으로), 코의 측면 2개소, 협골의 6개 포인트를 풀어서 교정하고 있다.

긴다. 코가 구부러져 있으면 척추도 구부러져 있다고 보는데, 실제로 진단해보면 거의 100% 적중한다고 한다.

척추가 구부러져 있으면 여러 가지로 몸에 나쁜 상태가 일어나는 것이 당연한 법이다. 따라서 코는 건강과 장수를 나타낸다고 할 수 있는 것이다.

앞서 살펴본 '행운을 부르는 좋은 얼굴을 만든다' 부분을 다시 한번 보고 코의 이상형을 추구하며, 아름다움과 동시에 건강과 장수까지도 손에 넣도록 하자.

가정운을 상승시키는 부위별 운동

볼 01
볼의 처짐을 없앤다
치크업 바이턴스

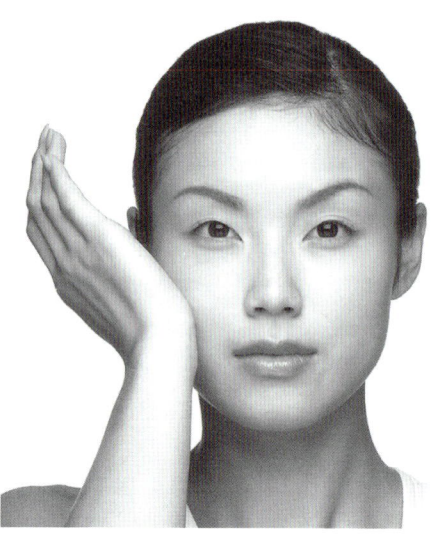

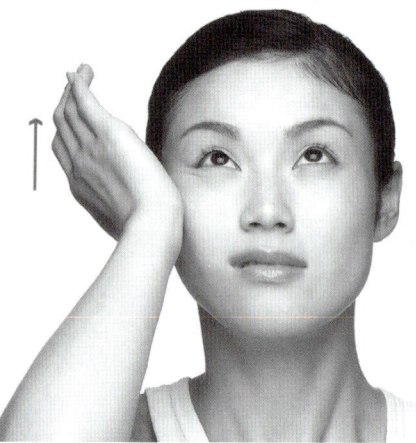

02 호흡은 멈추지 말고 자연스럽게 하고, 손의 하부에 힘을 주어 똑바로 위로 끌어올린다. 이때 시선은 천장을 향한다. 더 이상 끌어올릴 수 없을 때까지 끌어올려서 7초간 유지한다. 반대쪽도 마찬가지로 하고, 이것을 각각 10회씩 실시한다.

01 거울 앞에 서서 정면을 향한다. 오른손의 하부를 오른쪽 협골에 댄다. 이 상태에서는 볼의 어느 부분에도 힘이 들어가지 않도록 힘을 뺀다.

이 부분을 의식해서

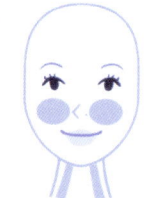

대협근, 소협근, 흉쇄유돌근

Point 끌어올릴 때는 비스듬히 올리지 말고 똑바로 위로 끌어올린다. 이 편이 협골의 움푹 팬 곳에 손이 걸리기 쉬워서 효과적이다. 나아가 볼을 괴고 손을 고정시켜 턱은 올리지 않도록 주의하면 목덜미의 근육(흉쇄유돌근)까지 늘어나는 것을 알 수 있다. 이 동작은 좌우 번갈아 균형 있게 실시하는 것이 성공의 비결이다.

| 볼 **02** | 볼이 아래로 늘어지는 것을 막는다
굿바이 불독 |

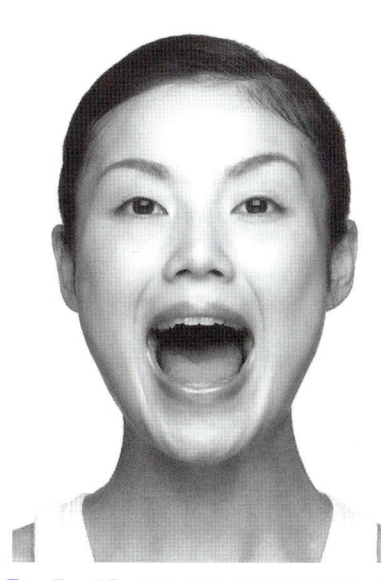

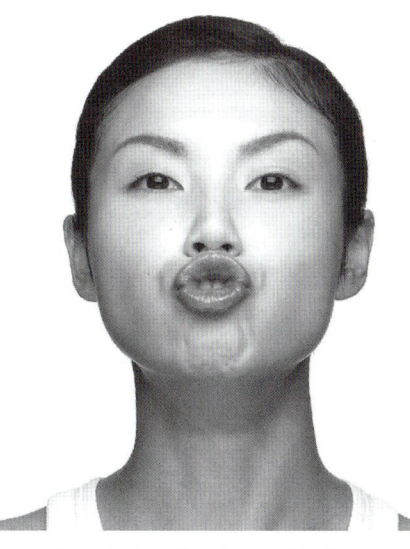

01 거울 앞에 서서 정면을 향한다. 크게 "에~"라고 발음하면서 입을 벌린다. 7초가 기준이다.

02 다음으로 "우~"라고 발음하면서 입을 오므리고 있는 힘껏 앞으로 쑥 내민다. 7초를 기준으로 정지하고, 1과 번갈아 각각 10회씩 반복한다.

Point 귀와 턱 끝을 연결하는 선이 아래로 늘어진 얼굴(불독 페이스)을 해소한다. 그다지 중증이 아니라고 생각하는 사람은 얼굴을 좌우로 잘게 나누어 흔들어보라. 턱 부분이 덜덜 떨린다면 불독 페이스가 될 가능성이 높다. 더 진전되면 전신의 근육도 쇠퇴해서 밥 짓고 청소하는 것이 귀찮아져서 가정운이 나빠진다. 이 동작으로 그런 일이 일어나는 것을 확실히 막도록 하자.

이 부분을 의식해서

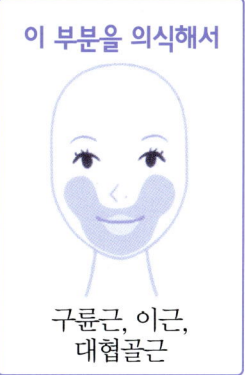

구륜근, 이근, 대협골근

가정운을 상승시키는 부위별 운동

볼 03
볼을 끌어올린다
빅&스몰 치크

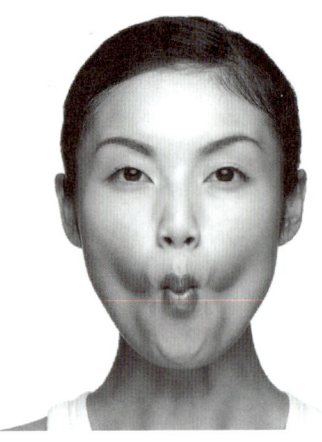

02 입안의 공기를 빼고 입을 오므리고, 볼 안쪽을 입으로 빨아들이는 듯한 요령으로 '훌쭉한 얼굴'을 만든다. 마찬가지로 7초간 유지한다. 1과 2를 번갈아 각각 10회 반복한다.

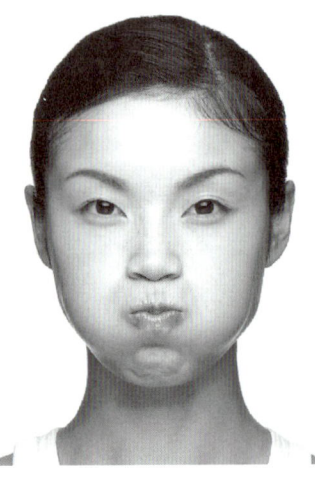

01 거울 앞에 서서 정면을 향한다. 입안에 공기를 머금어 볼을 부풀려 '화난 얼굴'을 만든다. 이 상태에서 7초간 유지한다. 숨은 멈추지 말고 자연스럽게 호흡한다. 거울을 보며 눈만은 웃도록 주의한다.

이 부분을 의식해서
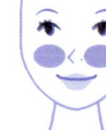
협근

Point 예를 들면 하루 종일 책상 앞에 붙어 앉아 일하느라 무표정해지기 쉬울 때 일을 계속 하면서도 할 수 있는 동작이다. 협근을 단련하고, 효율적으로 수축시키기 때문에 면류를 잘 빨아들이지 못하는 사람은 반드시 하는 것이 좋다. 성공의 비결은 볼을 부풀렸다 오므렸다 하며 대비를 이루는 것. 이 동작을 계속하면 볼의 탄력이 증가해 표정이 풍부해지고 운세가 열린다.

볼 04 — 캣 페이스
볼 근육을 풀어줘서 강하게 한다

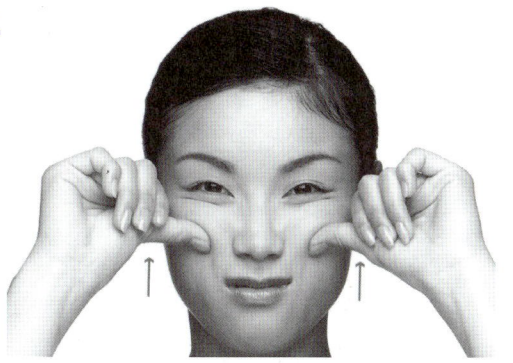

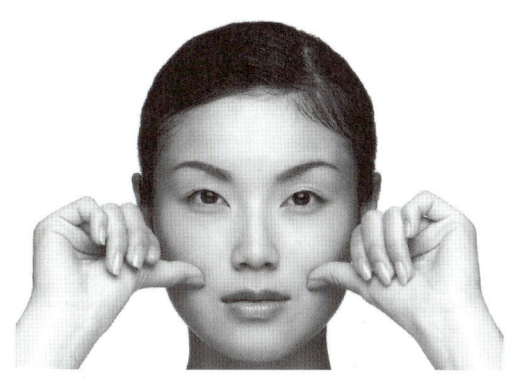

01 거울 앞에 서서 정면을 향한다. 협골 아래의 움푹 팬 곳에 엄지 안쪽을 댄다.

02 협골의 튀어나온 부분에 엄지를 걸어 끌어올리는 요령으로 볼살을 끌어올려 '고양이 얼굴'을 만든다. 양손은 고양이 수염같이 높이 올린다. 이 상태에서 7초간 유지한다. 이것을 10회 실시한다.

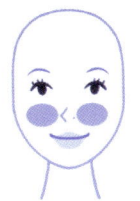

이 부분을 의식해서

대협골근

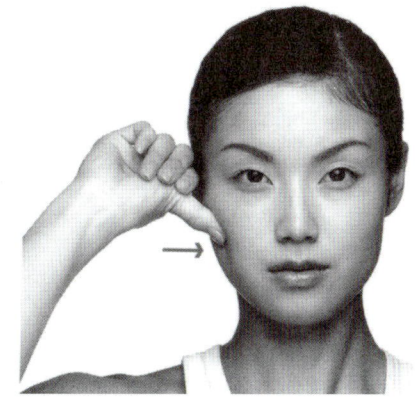

Point 표정에 변화를 주고, 작은 얼굴을 만드는 데도 효과가 큰 동작이다. 그렇다고 해서 너무 강하게 누르는 것은 금물이다. 엄지로 7초간 누르고 난 뒤에는 천천히 떼내고, 리드미컬하게 기분 좋게 느낄 수 있도록 해야 한다. 림프에도 자극을 주기 때문에 아침에 세수할 때 하면 화장도 잘 먹는다.

03 한쪽씩 실시하는 방법도 있다. 이 경우에는 협골의 움푹 팬 곳을 따라 3~5곳을 지압하듯이 하면 좋다(손톱에 주의하고, 눌러서 뱅글뱅글 돌리지 않는다). 또 오른쪽을 하면 반드시 왼쪽도 마찬가지로 실시한다. 한 번 지압하는 데 7초간 유지한다.

볼의 좌우 균형을 맞춘다

볼의 불균형은 '씹는 버릇'이 원인

'볼의 한쪽이 더 넓다' '옆얼굴의 인상이 왼쪽과 오른쪽이 크게 다르다' 등은 볼의 근육이 불균형하게 붙어 있기 때문이다. 그렇다면 어째서 이런 일이 생길까?

시바타 선생은 "씹을 때 이가 잘 맞물리지 않거나 충치 등이 있는데도 치료하지 않은 이가 있으면 한쪽만으로 씹는 버릇이 생깁니다. 또 오른손잡이나 왼손잡이가 있는 것처럼 턱에도 본래 잘 쓰는 쪽이 있어서 이에 아무런 문제가 없는데도 무심코 한쪽만을 사용하게 되는 사람도 있습니다. 많은 경우에 잘 쓰는 쪽의 근육은 수축해서 매끈해지고 반대쪽의 볼은 처져서 깔끔하지 못한 선이 됩니다. 이것이 볼의 불균형의 시작이지요"라고 말한다.

게다가 씹는 버릇을 고치지 못한 채 나이를 먹게 되면 머지않아 양쪽 볼 모두 처지게 된다. 좌우 균형 있게 확실하게 씹도록 주의하고, 씹는 버릇을 고치는 것이 중요하지만, 본래 갖고 있는 잘 쓰는 턱을 수정하는 것은 상당히 힘든 일이다.

시바타 선생은 "식사 전후에 턱을 마사지하면 좋아요"라는 말을 덧붙인다.

앞에서 소개한 운동을 한다면 더욱 효과적이다. 볼의 처짐을 예방하는 것 외에도 딱딱한 음식도 잘 씹어서 음식을 더욱 맛있게 먹을 수 있게 하는 장점도 있다.

개운 포인트 : 볼은 태양, 둥글게 빛나고 있으면 가족은 무사태평

인상학 중에는 뼈의 모양에서 성격과 운세를 감정하는 '관골(觀骨)'이라는 분야가 있다. 이것에 따르면 협골은 자기 어필을 잘하고 못함, 적극성 등을 알 수 있기 때문에 '인기운'을 나타낸다고 한다. 가장 좋은 협골은 앞으로 나와 있고 부풀어 있는 것이다. 인기가 있는 여배우나 여성 탤런트의 얼굴을 떠올려보면 금방 알 수 있

프로 테라피스트의 강력 테크닉

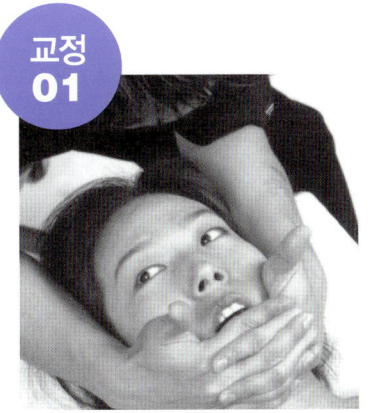

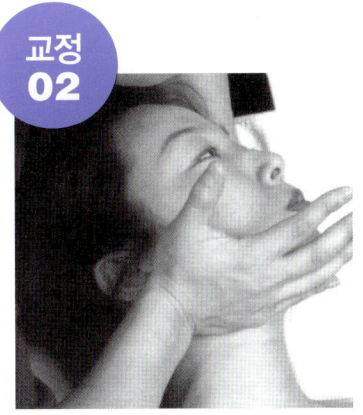

교정 01 한쪽 볼에 눈에 띄게 처짐이 있는 사람에게는 사진과 같이 얼굴을 기울게 해서 악관절을 눌러 넣어주듯이 교정한다. 이것은 뼈를 조작한다기보다도 근육의 균형을 맞춰주는 것이 주목적이다.

교정 02 맞잡은 양손으로 악관절을 감싸고, 좌우 귀 아래와 턱 끝의 세 지점에 균등하게 약 10kg 미만의 약한 압력을 준다. 이 시술은 좌우 양쪽으로 처짐이 있는 사람에게 효과적이다.

을 것이다.

무라카미식 관상학에서는 '볼은 태양'이기 때문에 '가정운'을 나타낸다고 여긴다. 그래서 역시 동그랗게 부풀어 있고, 혈색이 좋은 것이 가장 좋은 상이다. 풍부한 볼은 평소 웃는 얼굴을 통해 얻는 것이고, 좋은 혈색은 음식을 충실하게 먹고 있는 것을 나타내기 때문이다. 반대로 색이 나쁘고 빈약한 볼은 가족을 밝게 비출 수 없기 때문에 흉상이다.

단, 볼이 부풀어 있어도 비뚤어짐이 있거나 볼의 근육이 불균형한 경우는 남편이나 자식의 작은 결점을 일부러 지적해서 자신감을 잃게 하거나 가족을 지나치게 지배하려는 경향이 있어 흉상이다. 볼의 어딘가에 눈에 띄는 얼룩이 있는 것도 좋지 않다. 하지만 이것은 파운데이션으로 깨끗하게 가리면 당장은 문제가 없고, 그 사이에 생활습관을 개선해나가면 가정에 문제가 생기지 않는다.

독신인 경우는 볼에 비뚤어짐 없이 풍부함을 유지하고 단련해놓으면 머지않아 멋진 상대를 만날 수 있다.

재물운을 상승시키는 부위별 운동

입매 01 품위 있는 입매를 만든다
빅마우스 온 핸즈

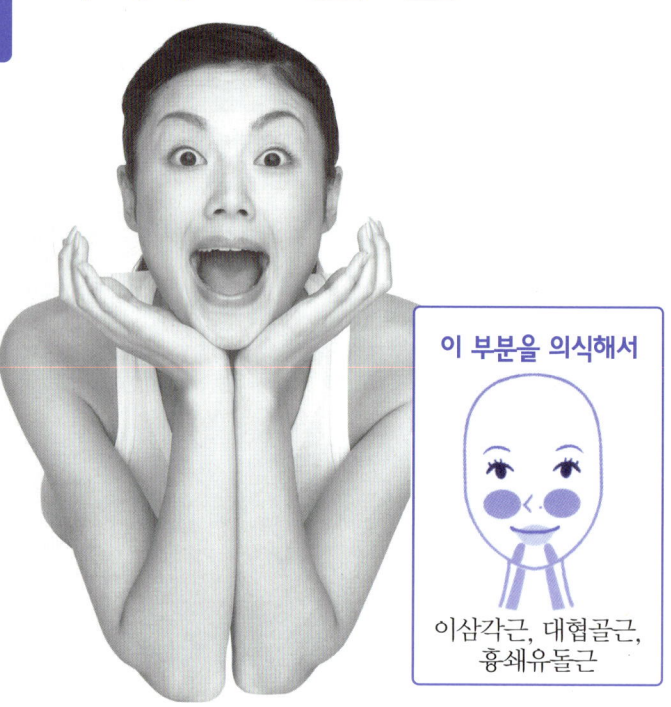

이 부분을 의식해서

이삼각근, 대협골근, 흉쇄유돌근

01 엎드려서 양 팔꿈치를 바닥에 대고 상체를 지탱하듯이 세워서 손목을 모으고 그 위에 턱을 올린다. 하반신은 쭉 뻗어도 되고, 무릎을 구부려도 괜찮다.

02 우선 정면을 향하고 입으로 숨을 내뱉으면서 입을 상하좌우로 될 수 있는 한 크게 벌린다. 동시에 눈도 크게 떠서 '깜짝 놀란 얼굴'을 만든다. 7초간 유지한 후에 얼굴을 천천히 평소의 모습으로 되돌려서 다시 7초간 유지한다. 이것을 10회 반복한다.

Point 큰 입은 '음식에 어려움이 없다. 즉, 재물운이 좋다'라는 것을 의미한다. 이 동작은 작은 입이라도 있는 힘껏 크게 벌림으로써 입의 비뚤어짐을 없애고, 재물운도 향상시킨다. 텔레비전을 보면서 편하게 해보자. 단, 입이 부드럽게 벌려지지 않는 사람은 입을 벌리고 다무는 것을 천천히 해보자. 또 얼굴을 원래 상태로 되돌렸을 때는 매번 열기를 식히고 확실하게 '정색'을 해서 얼굴의 근육을 쉴 수 있도록 해주자.

| 입매 02 | 비뚤어진 입매를 바로잡는다
업 아이즈&죠 슬라이드

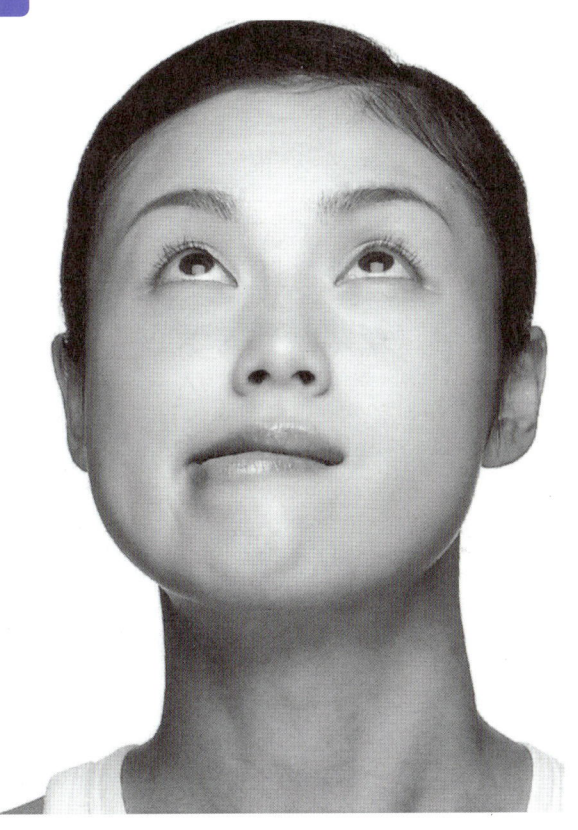

01 거울 앞에 서서 정면을 향한다. 눈썹과 이마의 근육을 최대한 많이 사용해서 '눈을 치켜뜬 상태'를 만들고, 아래턱은 입을 다문 채로 오른쪽으로 이동시킨다. 7초간 유지한 후, 이번에는 턱을 왼쪽으로 이동시켜서 7초간 유지한다. 좌우 번갈아 각각 5회씩 실시한다.

이 부분을 의식해서

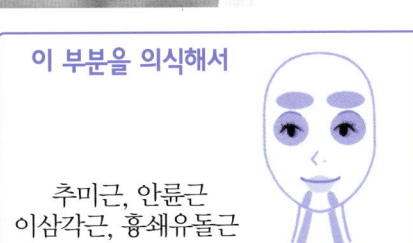

추미근, 안륜근
이삼각근, 흉쇄유돌근

재물운을 상승시키는 부위별 운동

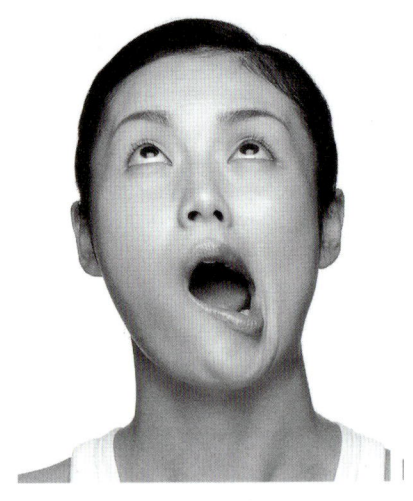

02 눈의 동작은 1과 같이 한 상태에서 이번에는 입을 벌리고 아래턱을 왼쪽 방향으로 최대한 이동시킨 상태에서 7초간 유지한다. 호흡은 멈추지 말고 자연스럽게 한다. '정색'한 얼굴로 돌아와서 7초간 쉰다.

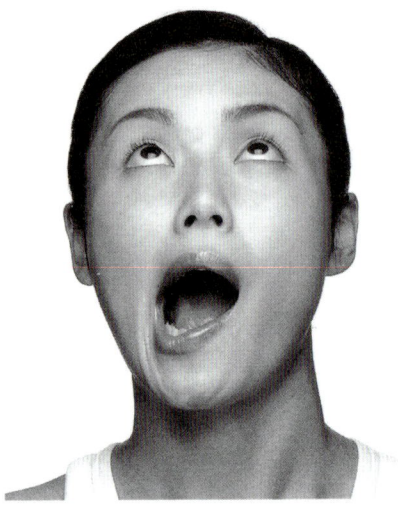

03 마찬가지로 아래턱을 반대쪽으로 이동시켜 7초간 유지한다. 다시 '정색'한 얼굴로 돌아와서 7초간 쉰다. '2의 얼굴 → 휴식 → 3의 얼굴 → 휴식'을 5회 반복한다.

Point 품위란 균형이다. 이 동작은 비뚤어진 턱의 관절을 풀어주어 표정이 풍부한 입매를 만든다. 성공의 비결은 얼굴의 상반분은 눈썹과 이마의 근육을 사용해서 '눈'을, 얼굴의 하반분은 흉쇄유돌근의 근력을 사용해 '아래턱'을 각각 최대한 움직이는 것이다. 기분이 상쾌해지는 작용도 하는 동작이기 때문에 아침에 세수할 때, 식사 전이나 회의 중간 등에 하면 효과적이다.

입매 03 느슨해진 입매를 바로잡는다
스타킹 스트레칭

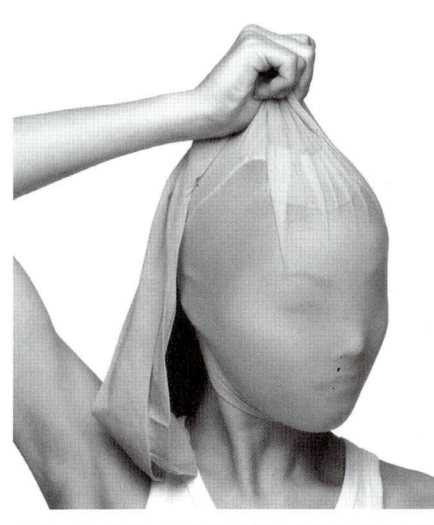

01 얇은 스타킹(고탄력 스타킹처럼 너무 조이는 것은 피한다)을 준비해 머리부터 뒤집어쓴다. 효과를 빨리 보고 싶은 경우는 스타킹의 발끝까지 푹 뒤집어쓴다.

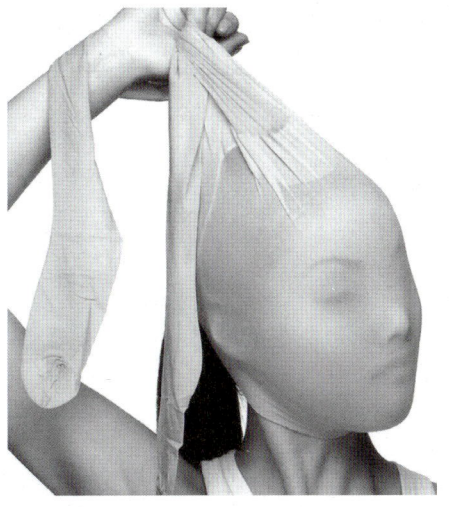

02 호흡은 멈추지 말고 자연스럽게 하면서 스타킹을 위쪽으로 잡아당긴다. 이 것을 5회 정도 반복한다. 아침에 하는 것이 좋다.

이 부분을 의식해서

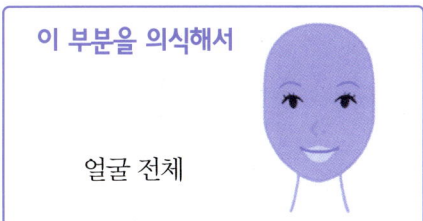

얼굴 전체

Point 얼굴 전체에 자극을 줘서 피부와 표정근을 한꺼번에 깨우는 동작이다. 피부가 건조한 사람은 유액을 발라서 보호한 후에 실시하자. 스타킹으로 얼굴 전체가 잡아당겨지는 모습은 몇 번을 봐도 정말 웃긴다. 아침부터 시원하게 웃는 것도 재물운을 높이는 하나의 중요한 비결이다. 보기 흉하다고 꺼리지 말고 꼭 한번 해보기 바란다.

재물운

행운을 불러오는 예쁜 얼굴 테라피 [실전편]

재물운을 상승시키는 부위별 운동

입매 04
아름다운 입아귀를 만든다
와와&우물우물

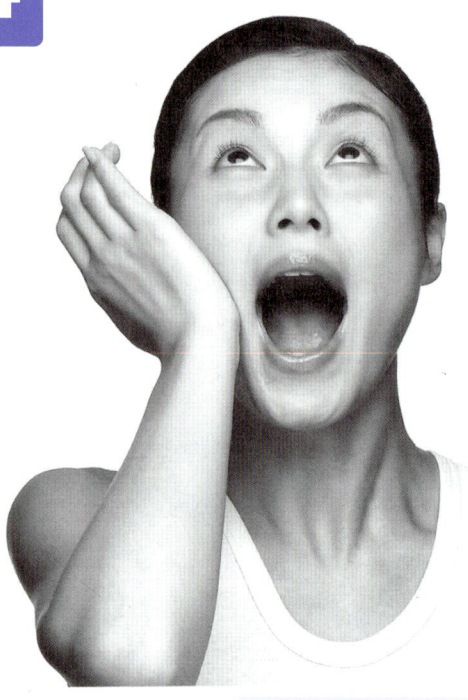

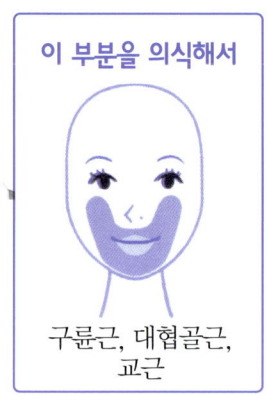

이 부분을 의식해서

구륜근, 대협골근, 교근

거울 앞에서 정면을 향한다. 입아귀 높이에 손바닥과 손목의 경계 부분이 오도록 댄다. 다음으로 눈썹과 이마의 근육을 최대한 사용해서 '눈을 치켜뜬 상태'를 만든다. 이 상태에서 "와~"라고 발음하면서 입을 상하로 크게 벌린다. 협골에 댄 손에 힘을 줘서 입이 옆으로 벌어지려고 하는 것을 막으면서 "와~ 와~"를 10회 반복한다. 반대쪽도 마찬가지로 한다.

나아가 눈과 손을 마찬가지로 해서 이번에는 윗입술과 아랫입술을 정확하게 붙인 채 입을 상하로 '우물우물' 하며 움직인다. 10회 '우물우물' 하고 난 후에 반대쪽도 실시한다.

Point 상하 입술이 정확하게 맞고 입아귀도 느슨하지 않고 팽팽해서 아름답고 품위 있는 입매를 만드는 운동이다. 성공의 비결은 움직이려고 하는 입에 갖다 댄 손으로 상당히 세게 저항하는 것이다. 이와 같이 해서 동작을 끝내고 나면, 다른 사람이 어깨를 주물러주고 났을 때와 같은 기분 좋은 여운이 느껴진다. 익숙해질 때까지 가벼운 피로감을 느끼는 경우도 있기 때문에 자기 전에 하는 것이 좋다. 또 "와~ 와~"라고 발음할 때, 입을 다물 때는 어금니를 깨물면 교근도 단련할 수 있다.

프로 테라피스트의 강력 테크닉

비뚤어진 입을 바로잡아 품위 있는 입매를 만든다

본인은 닫았다고 생각해도 벌어지는 입은 구부정한 등이 원인

입을 닫고 정색을 하고 있다고 생각하지만 좌우 어느 쪽인가의 이가 드러나 있거나 반쯤 입이 벌어져 있거나 하는 것은 아무리 봐도 좋은 인상을 주지 않는다.

"입이 벌어지는 사람의 거의 100%가 새우등, 다시 말해 등이 구부정합니다. 설골근에 비뚤어짐이 있어서 아랫입술을 제대로 지탱할 수 없는 거죠"라고 시바타 선생은 말한다.

얼굴이라면 몸에서 윗부분이기 때문에 단 한 번의 교정을 실시해도 입매가 확실

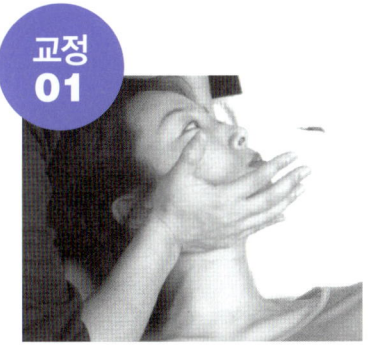

교정 01 아래턱의 상태를 진단한 후 처져 있는 쪽의 볼을 손바닥으로 완전히 감싼다. 이것은 경추의 상부와 후두골을 교정하는 시술법이다.

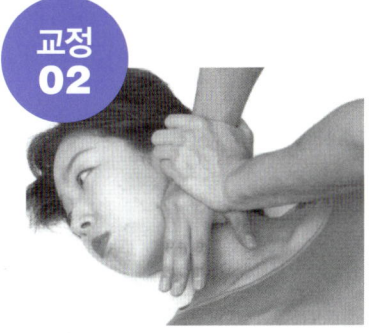

교정 02 얼굴을 옆으로 돌리게 하고 귀 아래에서부터 턱 끝까지를 연결하는 선의 중간을 지점으로 지레를 움직이는 요령으로 교정을 실시한다. 한순간에 이루어지기 때문에 통증은 없다.

하게 팽팽해진다.

"그러나 자세를 바르게 하지 않고, 구부정한 등을 개선하지 않는다면 아무 소용 없습니다. 우리는 골반을 교정해서 척추를 본래 형태로 되돌리도록 합니다. 스스로 교정하고 싶다면 골반의 비뚤어짐을 없애는 운동을 하는 것이 효과적입니다."

스스로도 잘 알아차리기 어려운 '반쯤 벌린 입'이 되지 않도록 주의하자.

개운 포인트 : 입매가 보여주는 식생활로부터 그 사람의 재물운을 알 수 있다

일반적으로 인상학에서 입은 품성과 생활력을 나타낸다고 한다. 예를 들어 입아귀가 올라가 있으면 성품이 좋고 내려가 있으면 성품이 나쁘다, 입술이 두꺼우면 성실하며 착실하고 정이 많지만 얇으면 경박하고 수다스럽다는 식이다.

또 입이 클수록 몸이 옹골차고 행동력도 있다. 입이 크다 작다의 기준은 눈동자의 위치. 눈동자보다도 입아귀가 바깥쪽에 있으면 크다고 할 수 있다.

무라카미식 관상학에서는 입은 재물운을 나타낸다고 생각하는데, 이때도 역시 균형이 잘 잡혀 있고 그렇지 못함을 중요하게 본다. 입술은 두껍든 얇든 균형이 좋으면 좋은 상이다. 하지만 비뚤어짐이 있거나 반쯤 벌어진 입은 아주 나쁜 상이다. 그리고 역시 큰 입은 대체로 좋은 상이다.

왜 그런가 하면 입매는 음식을 나타내는데, 구체적인 음식의 내용물을 나타낸다기보다는 식사를 중요하게 여기고, 잘하고 있는지 그렇지 않은지가 나타나기 때문이다. 음식을 소중히 여기는 사람은 건강하고, 일을 할 때 힘을 발휘할 수 있고, 행동은 항상 현실적이기 때문에 설득력이 있다. 때문에 무엇을 하든 어느 정도의 재산을 쌓는 것이 가능하다.

다른 사람들이 부러워할 정도의 큰 부자가 될 수 있을지 없을지는 별개의 얘기지만, 요즘 시대에서 균형과 안정이야말로 가장 중요한 것이 아닐까?

만년운을 상승시키는 부위별 운동

턱 01 이중턱을 해소한다
업 아이즈&E마우스

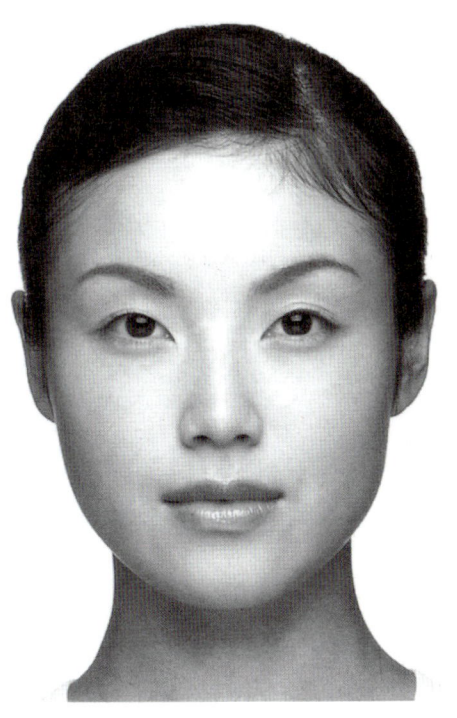

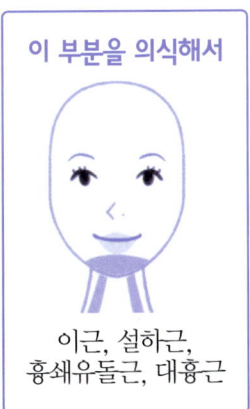

이 부분을 의식해서

이근, 설하근,
흉쇄유돌근, 대흉근

01 거울 앞에 서서 정면을 향한다. 확실하게 이중턱인 사람은 좌우 어느 쪽의 어느 부분이 어느 정도 처져 있는지를 체크해서 기억해두자.

Point 이중턱을 개선함과 동시에 목의 가로주름과 처짐을 해소하는 동작이다. 지금 있는 이중턱이 어느 정도인지 우선 눈으로 보고 손가락으로 집어서 확인하고 나서 실시하도록 한다. 성공의 비결은 입에서 가슴까지의 근육을 총동원해서 될 수 있는 한 힘을 줘서 '산(∧) 모양의 입'을 만드는 것이다. 콧구멍을 부풀리면 하기 쉬워진다.

만년운을 상승시키는 부위별 운동

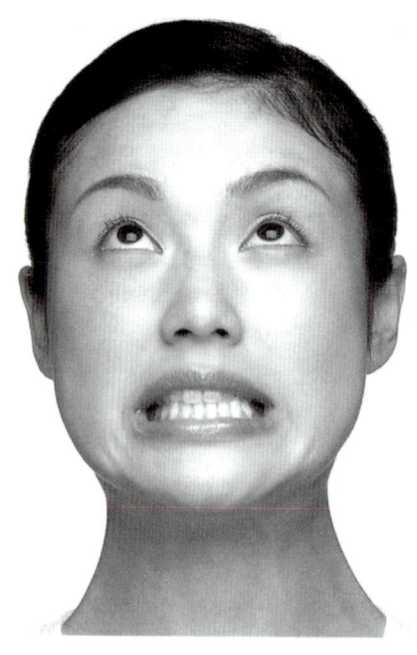

02 눈은 이마와 눈썹의 근육을 최대한 사용해서 위로 치켜뜬 상태로 한다. 입은 "이~"라고 발음하면서 이를 악물고, 입아귀를 될 수 있는 한 내린 상태에서 턱, 목덜미, 쇄골 주변까지 힘을 준다. 이 상태에서 7초간 유지한 후에 1의 정색한 얼굴 상태로 돌아가 7초간 쉰다. 이것을 10회 반복한다.

OPTION

턱의 살을 끌어올려 이중턱 해소를 돕는다

입꼬리가 아래로 처진 입을 끌어올리는 마사지로 혈행을 촉진한다. 근육이 활성화되고 노폐물이 배출되어 이중턱 없애는 것을 도와준다.

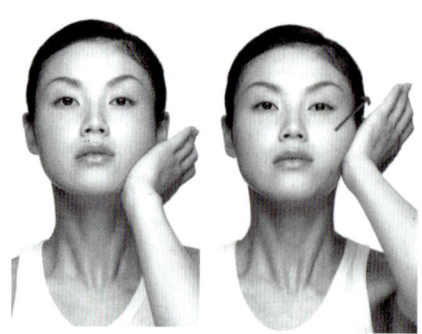

01 정면을 향하고 왼쪽 턱에 손바닥의 하부를 댄다.

02 아래턱에 붙은 살을 비스듬히 위쪽 방향으로 이동시키는 이미지로 일방통행으로 끌어올린다. 꽤 세게 힘을 줘서 10회 하고 나서 반대쪽도 마찬가지로 한다. 반드시 좌우를 번갈아 한다.

턱 02 — 턱선을 예쁘게 한다
죠 샤푸너

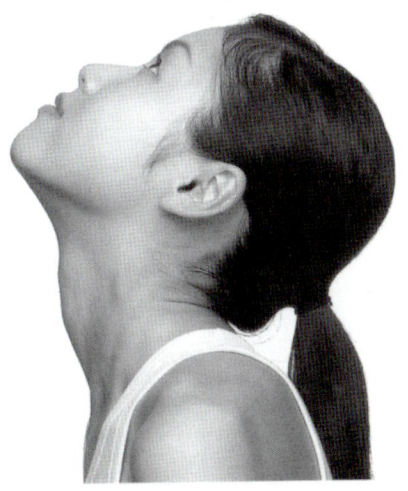

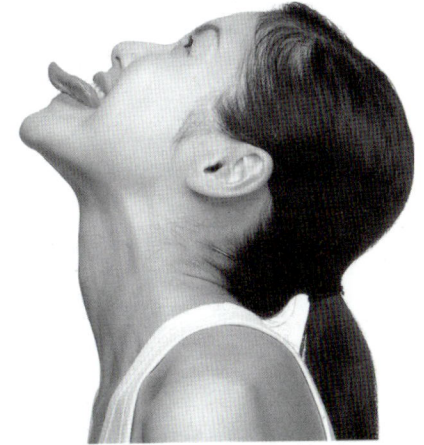

01 목을 될 수 있는 한 뒤로 젖히고 시선은 천장을 향한다. 이때 턱이 상쾌해지는 기분을 느끼는 것을 목표로 한다.

02 아래턱을 앞쪽으로 내밀고, 혀를 코를 향해 내민다. 입으로 숨을 내뱉으면서 더 이상 참을 수 없을 때쯤에서 7초간 유지한 후에 힘을 뺀다. 이것을 10회 반복한다.

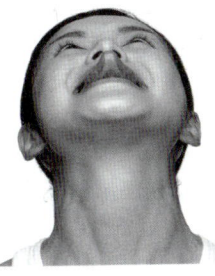

1, 2의 동작을 정면에서 보면 이근과 흉쇄유돌근이 분명하게 사용되고 있음을 알 수 있다. 손으로 만져서 이 부분이 딱딱해져 있는지를 확인해보자.

Point 정면을 향했을 때와 위를 향했을 때의 턱살이 붙어 있는 모양이 크게 다른 사람은 이중턱이 될 가능성이 높다. 이 동작의 비결은 목을 학처럼 길게 빼서 턱을 아래로부터 잡아당겨 혀로 낚아 올리는 이미지로 실시하는 것이다. 처음엔 근육통이 생기는 경우도 있지만, 그만큼 턱과 혀를 지탱하는 근육을 사용하지 않은 증거라고 이해하자.

이 부분을 의식해서

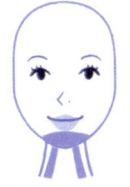

이근, 설하근, 흉쇄유돌근

만년운을 상승시키는 부위별 운동

턱 03
입술 아래의 두툼한 살을 없앤다
죠 스크럽

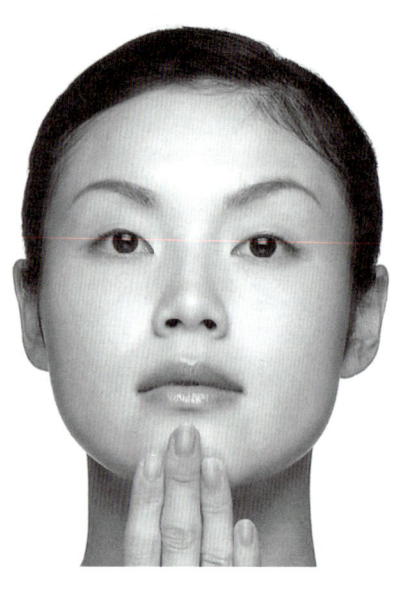

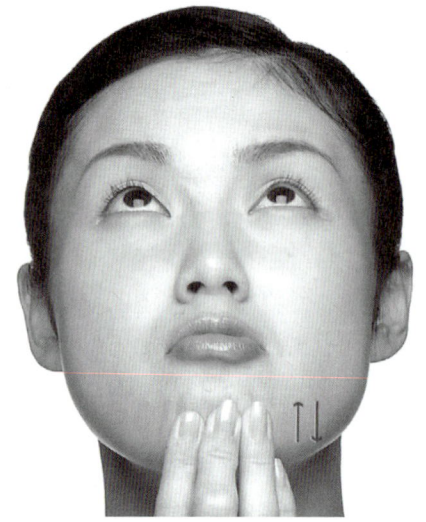

02 눈은 이마와 눈썹의 근육을 사용해서 위로 치켜뜬 상태로 만든다. 아랫입술을 뾰족하게 해서 턱 앞쪽에 매실장아찌와 같은 쭈글쭈글한 주름이 지게 하고, 세 손가락으로 위 아래를 강하게 문지른다. 10초간을 1세트로 해서 3~5세트 실시한다.

01 거울 앞에 서서 오른손잡이는 오른손의, 왼손잡이는 왼손의 검지, 중지, 약지 세 손가락을 턱 중앙에 댄다.

Point 이 부분에 붙은 두툼한 살은 턱선을 망가뜨리고, 그냥 내버려두면 입술을 변형시켜서 나쁜 상으로 만든다. 따라서 하루빨리 대처하는 것이 좋다. 비결은 아랫입술을 될 수 있는 한 뾰족하게 해서 내밀어, 딱딱하고 매실장아찌 같은 주름을 턱에 만드는 것이다. 그리고 피부가 붉은 기를 띨 정도로 강하게 문지른다. 이 동작은 눈매와 목덜미의 처짐을 없애는 효과도 있다. 입욕 중이나 입욕 후에 하면 좋다.

이 부분을 의식해서

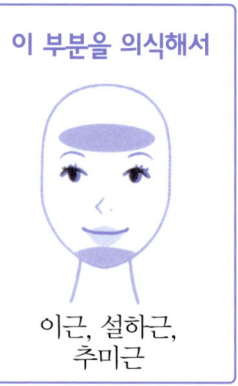

이근, 설하근,
추미근

프로 테라피스트의 강력 테크닉

이중턱을 없앤다

이중턱은 얼굴의 문제가 아니다. 상반신의 균형 조정이 열쇠

우리는 '살쪘나?' '얼굴이 처졌나?' 라고 느낄 때는 무의식중에 턱에 붙은 살을 늘여 보거나 잡아당겨 보거나 한다. 그런데 이런 행동이 이중턱에 역효과였다고?

"턱은 말할 필요도 없이 얼굴의 일부분이지만, 이중턱이 되는 것은 단순하게 얼굴만의 문제는 아닙니다. 실은 그 원인은 쇄골, 가슴, 팔 등 상반신 전체에 미쳐 있습니다. 턱살을 잡아당겨도 아무런 의미가 없어요"라고 시바타 선생은 말한다.

이중턱으로 고민하는 사람은 특히 쇄골 주변의 근육이 딱딱해져 있다고 한다.

"쇄골 위쪽의 움푹 패인 곳에 손가락을 넣어 주변의 근육이 바로잡히도록 풀어줍니다."

쇄골 주변에는 림프가 있어서, 막히면 이중턱 외에도 어깨결림, 사십견이나 오십견, 심하면 가슴의 모양을 망가뜨리는 등 여러 가지 폐해가 발생한다.

"직접 교정하려는 경우에는 쇄골의 상하를 바깥쪽을 향해서 가볍게 문지르는 정도가 무난합니다."

아름다운 상반신 선을 유지하는 것이야말로 건강의 비결이라는 점을 잊지 말자.

개운 포인트 : 턱 모양이 말해주는 그 사람의 만년운

인상감정에서는 얼굴을 세로로 3분할해서 이마는 유년운, 코는 중년운, 턱은 만년운을 나타낸다고 한다. 이것에 대해서는 무라카미식 관상학에서도 마찬가지다. 단, 보는 방법이 상당히 다르다.

우선 이중턱에 대해서 보면, 일반적으로는 대범하고 느긋한 성격에 자식운이 좋은 '길상' 이라고 여겨지지만, 카이로프라틱을 통해서 보면 소극적인 만년을 보내

교정

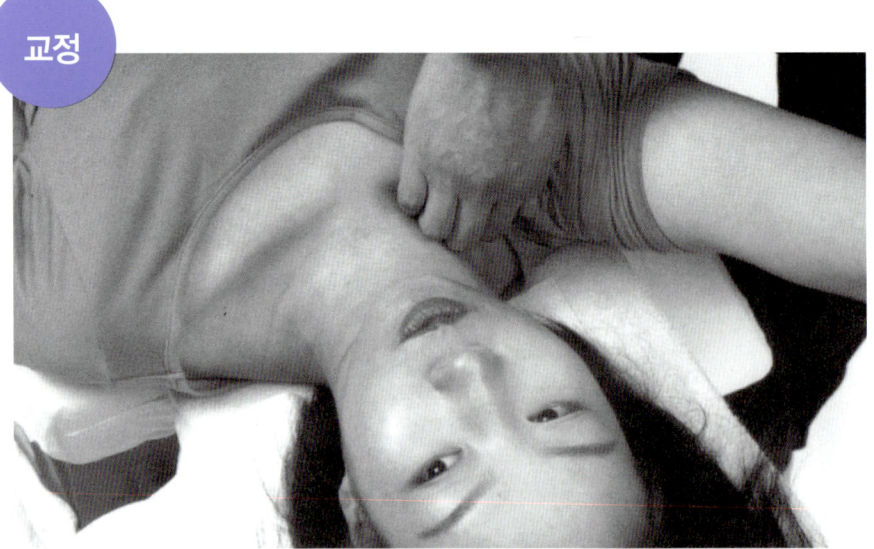

교정 의외로 이중턱을 해소하는 시술은 쇄골의 조정에 있었다. 팔을 머리 위로 올리고, 쇄골 위의 움푹한 곳에 손가락을 넣고 주변의 근육을 풀어준다. 이것은 사십견 혹은 오십견에도 효과가 있다.

게 될 것을 부정할 수 없다. 왜냐하면 이중턱은 상반신, 특히 쇄골이나 팔과 밀접한 관계가 있고 림프의 정체와도 관계가 있기 때문이다.

이중턱인 사람은 사십견이나 오십견이 빨리 찾아오고, 게다가 심한 경우가 많다. 그것을 잘 이겨내면 좋겠지만, 팔이 올라가지 않는 고통을 참지 못하고 시간을 헛되이 흘려보내기 쉽다. 따라서 소극적인 만년을 보내게 되는 것이다.

또 단단하게 죄어지지 않은 턱은 무계획을 의미해서 노후를 쓸쓸하게 보내게 된다. 따라서 비뚤어짐이 없는 아름다운 턱을 유지하기 위해서는 젊을 때부터 관리를 게을리해서는 안 된다.

덕을 상승시키는 부위별 운동

목 01 | 유연한 목과 척추를 만든다
W벤드

01 엎드려서 엉덩이 위에서 양발의 발끝을 잡는다.

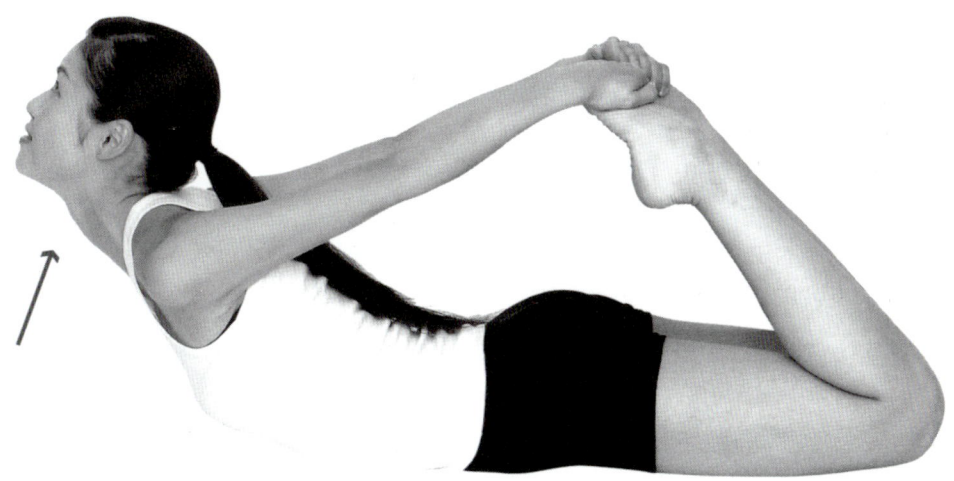

02 눈은 이마와 눈썹의 근육을 충분히 사용해서 끌어올려 치켜뜬 상태로 만든다. 목은 될 수 있는 한 뒤로 젖히고, 동시에 등도 뒤로 젖혀서 넓적다리와 배도 될 수 있는 한 바닥에서 뜨도록 한다. 이 상태에서 7초간 유지한 후에 엎드린 상태로 되돌아간다. 이것을 5회 반복한다.

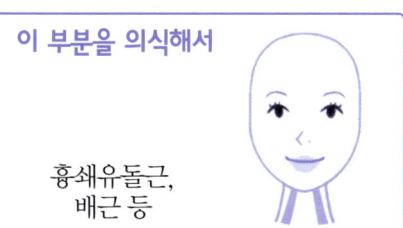

이 부분을 의식해서

흉쇄유돌근, 배근 등

Point 목과 등을 동시에 젖히는 전신운동이다. 호흡은 멈추지 말고 자연스럽게 하고, 머리의 정수리가 발끝으로 잡아당겨지는 것처럼 이미지를 그리면 효과가 높아진다. 등이 딱딱하게 굳은 사람에게는 힘든 운동이지만, 넓적다리와 배를 바닥에서 띄워서 치골로 지탱하는 형태가 이상적이다. 이같은 동작으로 목과 척추의 유연성을 높여 나가면, 고난에도 굴하지 않는 덕이 높은 인생을 살 수 있게 된다.

목의 주름을 없애고 유연성을 높인다

목을 부드러운 상태로 유지하고 있으면 인생은 생각한 대로 된다

　예로부터 건강과 장수의 상징으로 여겨져온 학은 목이 부드러운 것이 특징이다.
　"인간도 마찬가지입니다. 길고 어느 정도는 가는 편이 보기 좋지만, 길이나 굵기는 그다지 문제가 되지 않아요. 중요한 것은 유연성입니다. 앞이나 뒤, 혹은 비스듬하게 깊숙이 구부리거나 휙 돌려봐서 위화감이 없는 상태를 유지하는 것이야말로 중요합니다"라고 시바타 선생은 말한다.
　부드러운 목은 경제적으로 안정된 상태를 나타내고, 빙빙 잘 돌아가는 목은 많은 사람들과 만날 수 있는 행복을 의미한다. 또 목을 세로로 끄덕이는 것은 흔쾌히 승

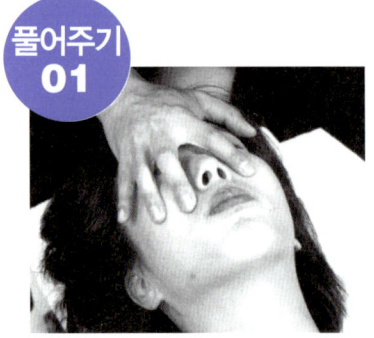

풀어주기 01 후두골을 받치면서 목을 젖히고, 코의 양측에 손가락을 대고 이마를 누르는 이 시술이 목의 처치라는 것이 의외다. 이처럼 고치고 싶은 부분에 꼭 직접 손대지 않아도 되는 것이 카이로프라틱의 신비다. 이것은 다시 말하면 인체의 신비이기도 하다.

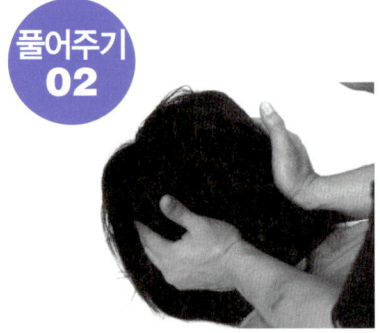

풀어주기 02 또 하나의 풀어주기도 목에는 직접 손대지 않는다. 엎드린 상태에서 후두골을 손 전체로 정성들여서 풀어준다. 이것만으로도 목, 어깨, 등의 결림과 뭉치거나 굳은 근육이 상당히 풀어져 편해진다.

프로 테라피스트의 강력 테크닉

낙한다는 사인이다. 세로로 끄덕이지 않는 목은 완고함을 의미하고, 잘 협조하지 않는 제멋대로인 성격, 다시 말해 고독을 나타낸다.

　카이로프라틱의 관점에서 보면 목은 뇌를 지탱하고, 몸의 중심인 척추의 상부에 위치하고 있다. 목이 딱딱하게 굳으면 척추도 딱딱하게 굳고, 골반이 비뚤어지고 얼굴도 비뚤어진다. 유연성이 없고, 딱딱해진 목이 얼마나 위험한지, 얼마나 나쁜 상(악상 : 惡相)을 만들어 인생을 망쳐버리는지를 알아야 한다.

　"그러나 목을 부드럽게 만들고 싶다고 해서 흔히 하는 스트레칭이나 목 돌리기 운동을 하는 것만으로는 충분하지 않아요. 특히 지금 현재 목이 딱딱하게 굳어 있는 사람이 스트레칭이나 목 돌리기 운동을 했다가는 역효과가 날 수도 있습니다. 우선은 목과 밀접한 관계에 있는 머리 뒤의 근육(후골근)과 협근 등의 주변 근육을 풀어주고 난 뒤에 본격적으로 목의 처치를 시작하는 것이 좋습니다."

　행운을 부르는 균형잡힌 아름다운 얼굴 만들기는 목으로 시작해서 목으로 끝난다고 해도 과언이 아니다. 그만큼 유연성 있는 이상적인 목을 갖는 것이 덕을 높이고 인생을 생각한 대로 살 수 있게 해준다고 할 수 있다.

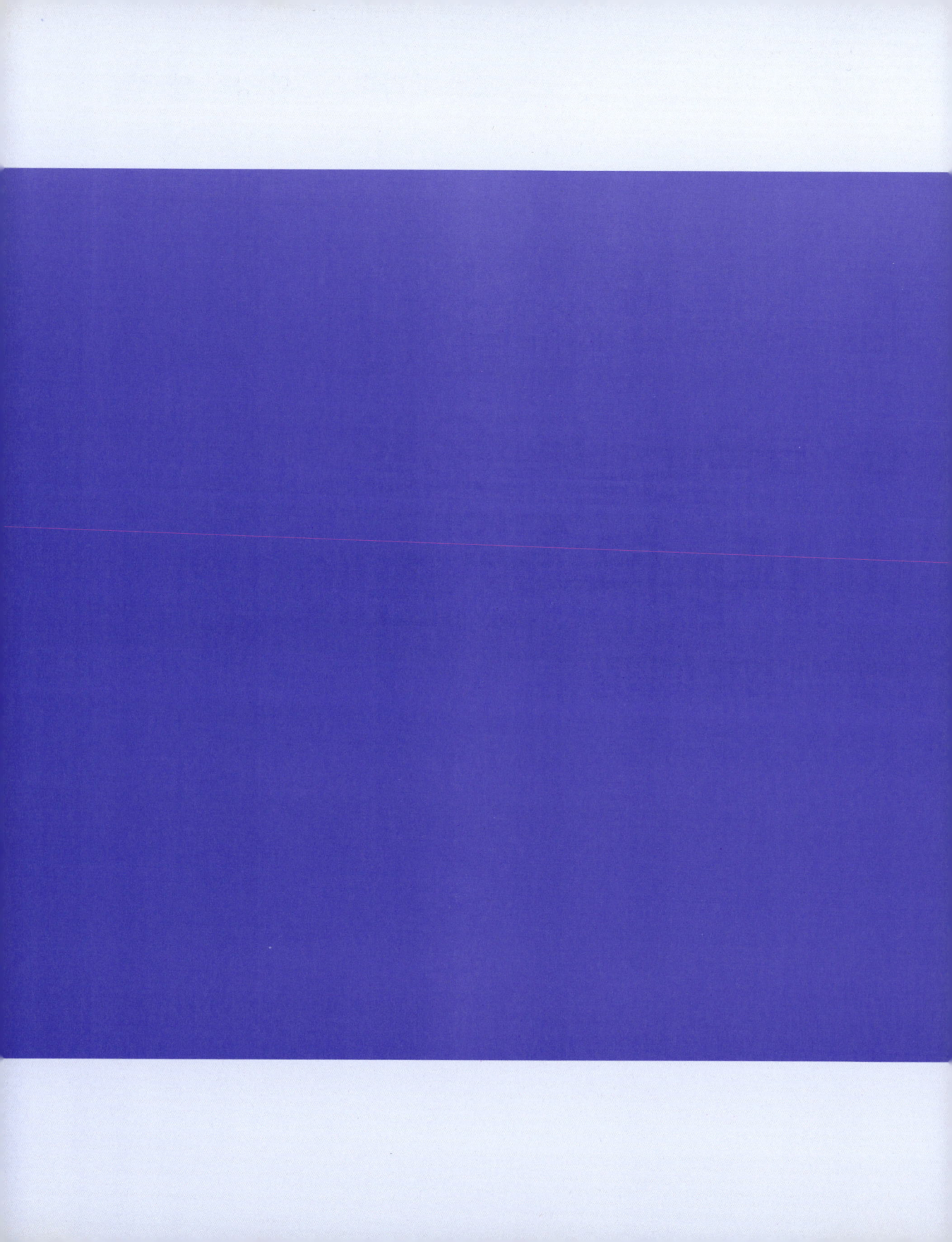

chapter 04

1주일 만에 만들자
행운을 불러오는
예쁜 얼굴 테라피

| 생활방식편 |

건강하고 아름다운 얼굴을 유지하는 생활방식 ❶
마음

얼굴은 마음의 거울이다. 감추고 있다고 생각해도 고민, 불만, 혐오 등이 비뚤어짐이 되어 나타나게 되어 있다. 그렇다면 마음을 활기차고 밝게 먹는다면 얼굴도 자연히 빛날 것이다. 희로애락 감정에 변화를 주어 될 수 있는 한 웃는 얼굴로 지낼 수 있도록 항상 신경을 쓰자.

마음을 푸는 시간을 가지면 항상 긍정적인 자세를 가질 수 있다

불행을 짊어지고 있는 사람은 시야가 좁아서 자신의 가능성까지도 좁게 만들고 있다. 반대로 시야를 넓게 하면 행복이 저편에서 찾아오고, 가능성은 무한대로 넓어진다.

이런 차이는 마음의 전환에 달려 있다. 일에서든 인간관계에서든 한결같이 정직하고 성실한 것은 아주 중요할 뿐만 아니라 분명한 성공의 비결이라 할 수 있다. 하지만 우리는 여러 가지로 서로 뒤얽혀 있는 스트레스 속에서 하루하루 생활하고 있다. 때로는 살아 있는 것이 괴로울 정도로 거대하고 두꺼운 벽에 부딪히는 경우도 있다.

그럴 때 자신을 지탱해줄 수 있는 것은 오로지 자신의 '마음' 이외에는 없다. 그리고 마음을 전환시켜주는 것은 역시 '몸'이다.

마음을 전환시키는 방법은 얼마든지 있다. 사무실에서 하루 종일 책상 앞에 붙어 앉아 일하는 사람이라면 있는 힘껏 몸을 움직여 보는 것도 좋다. 육체노동을 많이 하는 사람이라면 조용하게 생각에 잠기는 시간을 마련해볼 수 있다. 항상 사람들에게 둘러싸여 바쁘게 지내는 사람이라면 자연 속에서 지내는 시간을 마련해보는 게 어떨까? 일을 혼자서 하는 경우가 많은 사람이

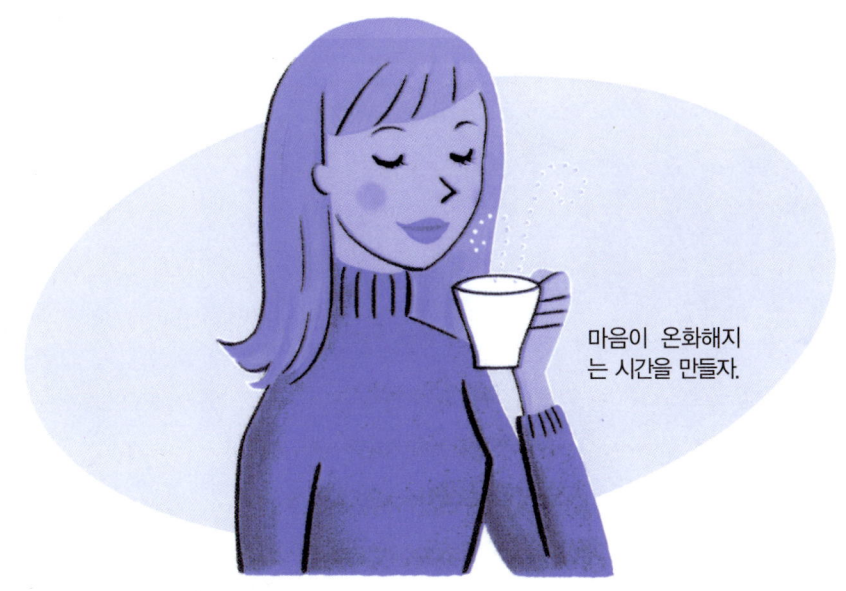

마음이 온화해지는 시간을 만들자.

라면 반대로 동료들이 많이 있는 곳으로 가보거나 큰소리를 낼 수 있는 노래방에 간다든지 하는 방법을 생각해볼 수 있다.

이렇게 하면 얼굴도 몸도 평소와는 다른 근육을 사용하게 되어서 처음엔 피로를 느낄지도 모르지만, 차츰 몸 전체의 근육이 모두 가동되어 마음을 긍정적으로 만들어준다. 스트레스를 해소한다는 것은 이런 것을 의미한다.

또 의식적으로 평소와 다른 얼굴을 해보는 것도 하나의 방법이다. 예를 들어 '그 사람과 만나면 웃을 수 있어' 라고 생각되는 사람이 있다면, 시간을 쪼개서 반드시 만나야 한다. 오늘은 진지한 얼굴을 유지하고 싶다면 그런 영화를 보거나 책을 읽는 것도 좋다. 단, 어정쩡하게 하지 말고 마음껏 웃고, 마음껏 울고, 마음껏 슬퍼하고, 마음껏 화내야 한다. 평소의 일상과는 다른 '비일상'을 살게 되면 "가서(혹은 해서) 정말 좋았다"라고 만족하자! 이것이 정말 중요하다.

또 주변 사람에게 축하할 일이 있으면 얼굴을 내밀고, 불행한 일이 있으면

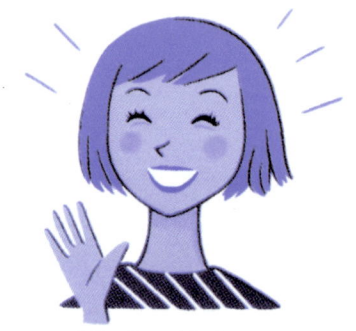
웃을 때는 마음껏!

제일 먼저 달려가는 것도 실은 희로애락에 변화를 주는 데 아주 좋은 방법이다. 변화는 가능성이기 때문이다.

  누군가를 조심하거나, 다른 사람에게 어떻게 생각될지를 너무 염려하거나 해서 자신의 감정을 계속해 눌러 죽이는 것은 좋지 않다. 원래 이런 식의 지나친 배려심은 지나친 의뢰심에서 오는 법이다. 지나친 의뢰심이 있으면 항상 흠칫흠칫 놀라서 마음이 조금도 개운해지지 않고, 필요 이상으로 상대에게 의지하려고 해서 자기 자신을 잃어버리게 된다.

  조금씩이라도 괜찮으니까 자신의 감정(마음)을 자신답게 표현하고 행동으로 연결하는 훈련을 계속해나가자.

건강하고 아름다운 얼굴을 유지하는 생활방식 ❷
생활습관

정신적인 부분이 어렵게 느껴진다면 괜히 헤매지 말고 차라리 물리적으로 접근해보자. 이대로만 하면 비뚤어짐이 생기지 않는 방법을 구체적으로 소개한다.

골반 걷기, 바른 자세, 근육 풀어 주기를 매일 하자

마음의 문제를 생각하기가 귀찮거나 여유가 없는 사람이라면 생활 속에 '몸이 비뚤어지지 않는 방법'을 빈틈없이 채워넣도록 하자.

첫 번째는 걷는 법이다. 골반이 비뚤어진 사람은 그것을 보호하려는 의식이 작동해 골반을 굳힌 채 무릎으로 연약하게 걷게 된다. 오늘부터 당장 '골반 걷기'를 시작해보자. 골반 걷기란 좌우

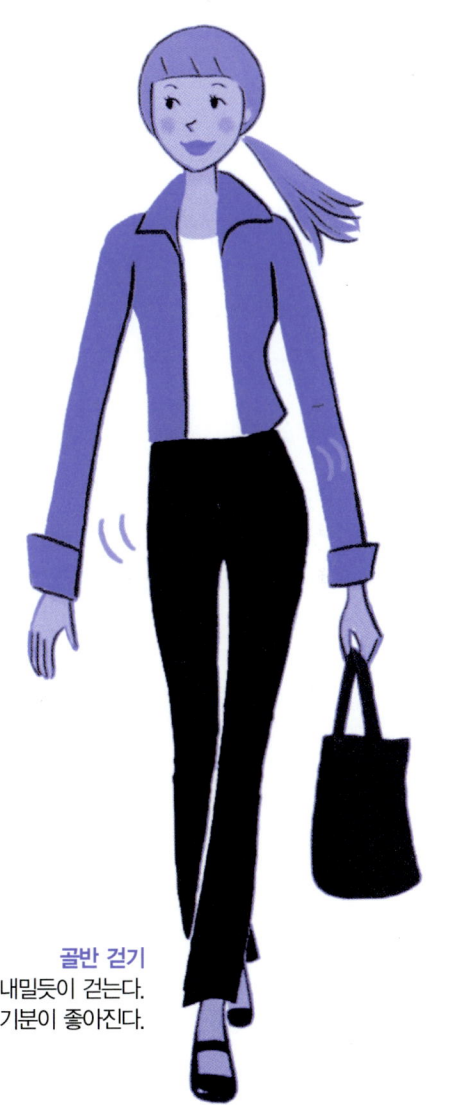

골반 걷기
등줄기를 곧게 펴고 가슴을 쫙 편다. 요골부터 앞으로 내밀듯이 걷는다. 이렇게 걸으면 골반이 앞뒤로 풀어져서 기분이 좋아진다.

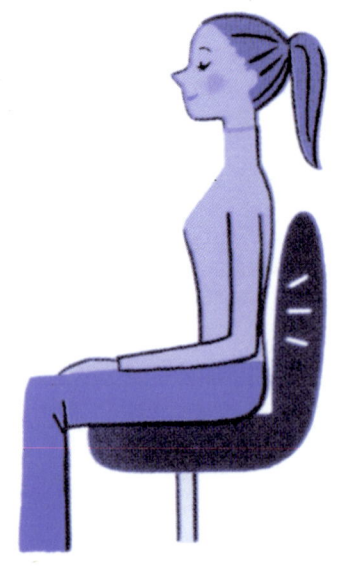

앉는 자세
등줄기를 곧게 펴고 의자에 깊숙이 들어앉는다. 그러나 의자 등받이에 기대지 말고 약간 간격을 띄우고 앉는다. 복근에 가볍게 힘을 줘서 배가 들어가게 하면 좋다. 다리를 꼬고 앉아서는 안 된다.

의 요골을 번갈아 앞으로 내밀면서 걷는 것으로, 자연스레 골반의 근육이 풀어져서 비뚤어진 것을 교정하고 비뚤어지는 것을 방지할 수 있다.

두 번째는 자세다. 의자에 앉을 때는 다리를 꼬지 말고 등줄기를 곧게 편다. 이때 사용하게 되는 근육은 배근이 아니라 복근이다. 배를 조금 안쪽으로 집어넣으면서 척추를 바르게 하면 무리 없이 효과를 볼 수 있다.

세 번째는 골반체조다. 귀찮다는 핑계를 대지 말고 이 책의 50~55쪽을 참고로 우선 매일 해보자. 반드시 좋은 결과를 얻을 수 있을 것이다.

또 가방을 들 때는 숄더백은 될 수 있는 한 피하는 것이 좋다. 짐은 좌우 균등하게 들도록 한다. 왼손으로 짐을 들었으면 피곤해지기 전에 오른손으로 바꿔 든다.

신발은 모양과 굽 높이가 다른 2~3켤레를 준비해 매일 바꿔서 갈아 신도

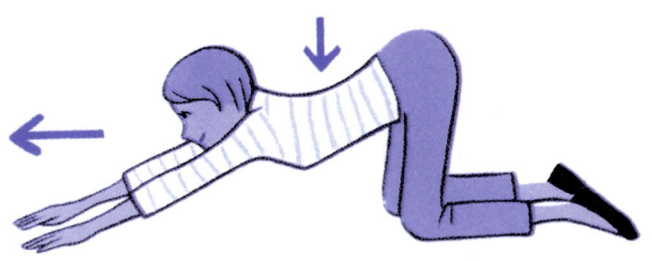

골반체조
50~55쪽에서 살펴본 운동 외에 '고양이 포즈'도 하면 좋다.
01 네 발로 기는 자세를 취하고, 양손은 앞쪽으로 뻗어서 바닥에 댄다.
02 시선은 앞쪽을 향하고 숨을 내뱉으면서 등을 휘게 한다. 등과 허리가 충분히 늘어난 것을 느끼고 나서 7초간 유지한다. 이것을 10회 반복한다.

록 한다. 문을 열고 닫을 때나 수화기를 들 경우 등에도 잘 쓰지 않는 손을 사용하면 좋다.

뒤돌아보는 방향도 바꿔보자. 오른쪽으로 돌아보던 사람이라면 왼쪽으로 돌아보는 식으로 말이다. 이따금 방의 가구 배치를 바꿔보는 것도 몸을 비뚤어지지 않게 하는 하나의 방법이다.

건강하고 아름다운 얼굴을 유지하는 생활방식 ❸
식사

'얼굴 안의 얼굴'이라고 할 수 있는 입은 음식물의 입구다. 음식을 나타내는 입은 결과적으로 얼굴 전체에 영향을 미친다. 여기서는 씹는 힘을 높이는 식품, 먹는 방법(씹는 법), 의식적으로 섭취하는 것이 좋은 영양소를 많이 함유하고 있는 식재료 등에 대해 소개한다. 비뚤어짐을 만들지 않는 식생활에 참고하자.

딱딱한 것도 먹고, 좌우 균형 있게 씹자

첫 번째는 씹는 힘을 높이는 법이다. 현미의 효용이 알려지면서 점점 젊은 사람들도 현미를 찾고 있는 상황이다. 아주 좋은 현상이라 할 수 있다.

부드러운 음식에만 익숙해져버리면 씹는 데 사용되는 근육이 쇠퇴하고, 주변의 근육도 함께 약해져버린다. 씹는 힘을 높여서 비뚤어짐을 없애기 위해서라도 밥뿐만 아니라 멸치 등 딱딱한 작은 생선을 식단에 추가하고, 어차피 간식을 먹을 거라면 씹는 감촉이 있는 딱딱하게 구워낸 센베나 껌, 딱딱한 오징어나 다시마 같은 걸 선택하는 것이 좋다.

두 번째는 씹는 법이다. 비뚤어짐이 있으면 좌우 어느 한쪽으로만 씹게 된다. '오른쪽으로 씹었으면 왼쪽으로, 왼쪽으로 씹었으면 오른쪽으로'라는 식으로 좌우 균형 있게 씹는 습관을 들이자. 또 충치가 있어서 씹기 힘든 사람은 하루빨리 치료하도록 하자.

세 번째는 동물성·식물성 단백질을 충분히 섭취하는 것이다. 섭취량은 성인 여성은 1일 55g, 성인 남성은 70g이 기준이다. 단백질 부족은 근육의 쇠퇴를 불러와 주름과 처짐의 원인이 된다.

네 번째는 피부의 기초인 콜라겐을 의식적으로 섭취하는 것이다. 닭, 돼지,

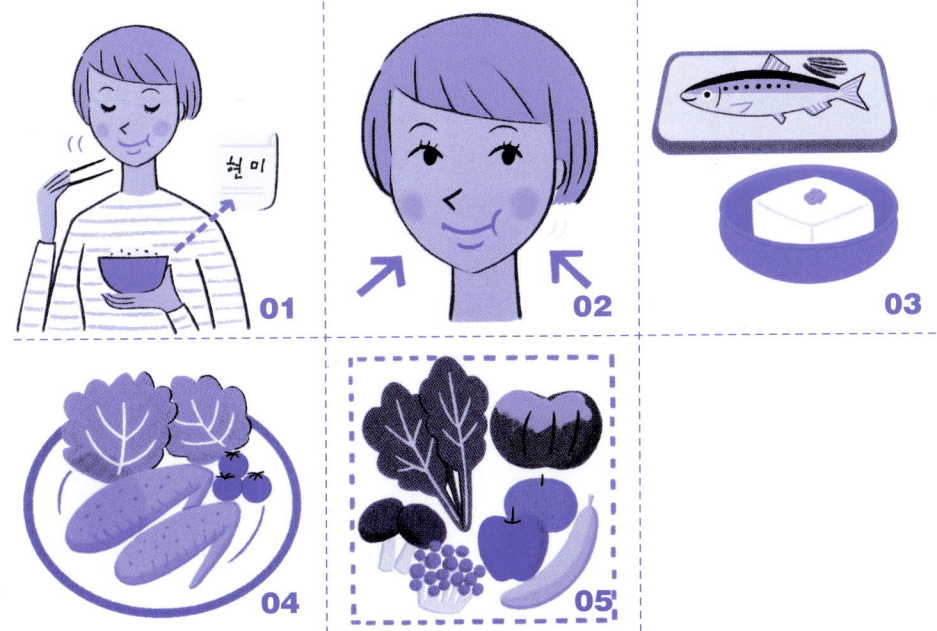

01 씹는 힘 _ 밥을 현미로 바꾸는 것만으로도 씹는 횟수가 늘어나서 효과적이다. 이외의 음식들도 한 번에 20회를 기준으로 충분히 씹는 습관을 들이자.
02 씹는 법 _ 좌우 어느 한쪽으로 치우치지 말고 균형 있게 씹자.
03 단백질 _ 단백질은 동물성과 식물성을 섞어서 하루에 55g 섭취하는 것을 기준으로 한다.
04 콜라겐 _ 콜라겐이 풍부하면서도 값싸게 구입할 수 있는 닭 날개는 건강하고 아름다운 피부를 만드는 데 지원군이다. 뼈에도 좋다.
05 비타민류 _ 뿌리채소, 잎채소, 버섯류, 과일로 비타민 C도 충분히 섭취하자.

소, 오리 등의 고기보다도 껍질에 콜라겐이 많이 함유되어 있는데, 특히 닭의 날개에 풍부하다. 비타민 C(양배추, 브로콜리, 유채 등)와 철분을 함께 섭취하면 오래된 콜라겐의 분해를 촉진해 피부의 신진대사를 빠르게 한다.

또 비타민 A(닭과 돼지의 간, 뱀장어의 간, 당근, 마른 미역 등), 비타민 E(뱀장어 구이, 가다랭이, 꽁치, 명란젓 등)도 빠뜨리지 말고 섭취하자.

패스트푸드나 정크푸드는 될 수 있는 한 피하고, 가능하면 직접 만든 슬로푸드를 먹도록 신경쓰자.

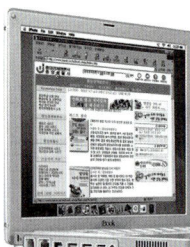

중앙생활사
중앙경제평론사

Joongang Life Publishing Co./Joongang Economy Publishing Co.

중앙생활사는 건강한 생활, 행복한 삶을 일군다는 신념 아래 설립된 건강·실용서 전문 출판사로서 치열한 생존경쟁에 심신이 지친 현대인에게 건강과 생활의 지혜를 주는 책을 발간하고 있습니다.

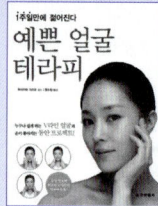

예쁜 얼굴 테라피

초판 1쇄 인쇄 | 2009년 9월 17일
초판 1쇄 발행 | 2009년 9월 22일
감수자 | 무라카미 가즈오(村上一男)
옮긴이 | 정수정(Sujeong Jeong)
펴낸이 | 최점옥(Jeomog Choi)
펴낸곳 | 중앙생활사(Joongang Life Publishing Co.)

대　　　표 | 김용주
책임편집 | 한옥수
본문디자인 | 박성현

출력 | 삼덕정판사　종이 | 서울지류유통　인쇄·제본 | 삼덕정판사

잘못된 책은 바꾸어 드립니다.
가격은 표지 뒷면에 있습니다.

ISBN 978-89-6141-053-3(03510)

원서명 | 一週間でみるみる若返る開運!美顔セラピー

등록 | 1999년 1월 16일 제2-2730호
주소 | ㉾100-789 서울시 중구 왕십리길 160(신당5동 171) 도로교통공단 신관 4층
전화 | (02)2253-4463(代)　팩스 | (02)2253-7988
홈페이지 | www.japub.co.kr　이메일 | japub@naver.com | japub21@empal.com
♣ 중앙생활사는 중앙경제평론사·중앙에듀북스와 자매회사입니다.

이 책은 중앙생활사가 저작권자와의 계약에 따라 발행한 것이므로 본사의 서면 허락 없이는 어떠한 형태나 수단으로도 이 책의 내용을 이용하지 못합니다.

▶ 홈페이지에서 구입하시면 많은 혜택이 있습니다.

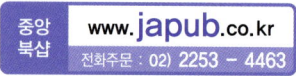

※ 이 도서의 **국립중앙도서관 출판시도서목록(CIP)**은 e-CIP 홈페이지(www.nl.go.kr/cip.php)에서 이용하실 수 있습니다.(CIP제어번호: CIP2009002650)